丹妮尔·柯林斯

面部瑜伽

Danielle Collins' Face Yoga

〔英〕丹妮尔·柯林斯◎著　周　雯◎译

北京科学技术出版社

This edition published in the UK and USA in 2019 by Watkins, an imprint of Watkins Media Limited
Simplified Chinese rights arranged through CA-LINK International LLC

著作权合同登记号　图字：01-2022-5151

图书在版编目（CIP）数据

面部瑜伽 / (英) 丹妮尔·柯林斯著；周雯译. —北京：北京科学技术出版社，2024.6（2024.11重印）
书名原文：Danielle Collins' Face Yoga
ISBN 978-7-5714-3049-8

Ⅰ. ①面… Ⅱ. ①丹… ②周… Ⅲ. ①瑜伽—基本知识②女性—美容—基本知识 Ⅳ. ① R793.51 ② TS974.13

中国国家版本馆 CIP 数据核字 (2023) 第 079733 号

策划编辑： 袁艳艳		**电　　话：** 0086-10-66135495（总编室）	
责任编辑： 吴佳慧		0086-10-66113227（发行部）	
责任校对： 贾　荣		**网　　址：** www.bkydw.cn	
图文制作： 旅教文化		**印　　刷：** 三河市华骏印务包装有限公司	
责任印制： 李　茗		**开　　本：** 145 mm × 210 mm　1/32	
出 版 人： 曾庆宇		**字　　数：** 88 千字	
出版发行： 北京科学技术出版社		**印　　张：** 4.625	
社　　址： 北京西直门南大街 16 号		**版　　次：** 2024 年 6 月第 1 版	
邮政编码： 100035		**印　　次：** 2024 年 11 月第 3 次印刷	

ISBN 978-7-5714-3049-8

定　　价：69.00元

中文版序

随着年龄的增长，人们越来越渴望拥有年轻、健康、焕发活力的面容。然而，快节奏的现代生活使得许多人难以达成这一愿望。不要急，本书将告诉你怎么办。

作者开创了一套面部瑜伽练习，并将它冠上自己之名，它就是丹妮尔·柯林斯面部瑜伽。从专业的角度看，这套练习动作规范、精准。例如，通过让面部指定肌肉主动发力的同时保持其余肌肉放松，进行科学的反重力面部肌肉训练。

除了这套练习，作者还介绍了与皮肤有关的解剖学知识，以及皮肤之下的骨骼、肌肉及其相互作用，并提出了一些有关护肤、饮食、睡眠等的建议，希望帮助你从方方面面改善面容，让你驻颜有术。

本书受众广泛。无论是面部瑜伽初学者，还是有经验的练习者，都能在本书中找到适合自己的练习。现在，跟随丹妮尔·柯林斯的脚步，开启自己的面部瑜伽之旅，为自己打造更加年轻、更具活力的面容吧。希望你更好地了解自己，学会关爱自己，加强身心的联系，让自己由内而外焕发光彩。

最后，祝你在这场自我重塑之旅中获得美的享受。

李　哲

广东医科大学李哲人体科学工作室负责人

序　言

丹妮尔·柯林斯面部瑜伽包含一套系统、实用的练习，能让人由内而外焕发光彩，变得青春活泼、健康幸福。它的核心是将面部运动、面部肌肉按摩、面部穴位按摩和面部放松结合，以达到提拉、放松面部和改善整体健康的目的。本书将告诉你做面部瑜伽的最佳时间、方法和背后的原理，以及如何将面部瑜伽融入日常生活。

我的美好祝福

我相信每个人都能够变成更好的自己。我希望本书能够让你开始接纳和关爱自己，并为你提供简单、有效的技巧，让你的健康从内至外得到改善。

阅读本书，你将了解面部瑜伽的基本原理和具体练习，知道如何养成健康的生活习惯，以及如何将本书的内容应用于日常生活，从而向更好的自己迈进。

我的面部瑜伽之旅

为了庆祝22岁生日，我花了好几个星期精心策划生日派对。但是，22岁生日那天，我却连正常站立都做不到，更别提穿上礼服了。我的脑袋好似一团糨糊，身体疲惫不堪，双手双腿都承受着难以忍受的疼痛。

一系列血液检查结果显示我得了传染性单核细胞增多症，虽然后来病毒被清除了，但给我留下了后遗症——肌痛性脑脊髓炎（ME），又名“病毒感染后疲劳综合征”（PVFS）或“慢性疲劳综合征”（CFS）。

在接下来的10个月里，我的症状愈发严重。肌肉和腺体疼得十分厉害，疼到我从卧室走到厕所都很难。我大脑一片混沌，甚至难以完成5分钟以上的对话。

我不得不暂停工作、日常运动和社交活动。放弃热爱的一切对我来说太痛苦了，甚至比身体上的疼痛更让我难以忍受。我的性格也发生了变化，我变得越来越不自信，甚至恐惧结交新朋友。

生病9个月后，我向一位治疗肌痛性脑脊髓炎的专家咨询。他告诉我，任何单一的方法都无法治愈这一疾病，但幸运的是，有些人发现逐渐恢复体力活动、运用瑜伽等自然疗法能够缓解症状。这次诊疗结束后，我下定决心结束当前的生活——我要找到帮助自己重获健康的方法。

自然疗法

我花了许多时间阅读有关保健和肌痛性脑脊髓炎的图书、文献和杂志。慢慢地，我制订了一套改变生活方式的行动计划。

每天我都练习 5 分钟瑜伽。我找到了能够强化神经系统、改善免疫功能、排出体内毒素的方法——正确呼吸。我的大脑开始恢复清明，身体承受的痛苦也逐渐减轻。

经过研究和学习我发现，要想战胜肌痛性脑脊髓炎，我需要改变饮食。我了解到糖、咖啡因和酒精会损伤我的免疫系统，消耗我体内储备的维生素和矿物质。

新的开始

到 23 岁生日那天，我的健康已经有了明显的改善。肌肉疼痛减轻了，头脑更清醒了，人也更有精神了。我每天都可以完成数小时的体力活动。我觉得是时候思考未来了。

生病以前，我想当一名小学教师；生病以后，准确来说是战胜病魔以后，我觉得我应当用自己战胜肌痛性脑脊髓炎的经历去帮助他人。我获得了有关松弛疗法的专业证书，希望成为一名瑜伽教练和营养治疗师；我还参加了有关面部按摩、妊娠期和产后瑜伽的培训，以及印式头部按摩、亚历山大技巧、日式指压法和泰式按摩的入门培训。

等我的身体允许我工作的时候，我开始每周开授一节有关松弛疗法的课程。后来，我又开授了一对一瑜伽、团体瑜伽和有关营养的课程。我还为肌痛性脑脊髓炎患者提供指导——我为能够帮助他们而感到欣喜。这些经历和工作经验正是丹妮尔·柯林斯面部瑜伽的基础。

丹妮尔·柯林斯面部瑜伽

在早期的瑜伽教学生涯中，我注意到学员们十分满意做瑜伽带来的变化。一位学员曾对我说："我真希望我的脸能像我的身材一样好。"这和我的想法不谋而合。我常常思考为什么我们只练习颈部以下的瑜伽，明明我们锁骨以上也有那么多肌肉，而且它们还在别人最先注意到的地方。

走向世界

丹妮尔·柯林斯面部瑜伽脱胎于我接受过的种种培训和我多年的教学经验。数百万人从我的教学视频和课程中获益。我在世界各地都开办过课程，上过报纸、杂志和电视。除了为无数学员传授面部瑜伽的技巧，我还与许多国际大品牌展开合作。此外，我还开设了面部瑜伽教师培训课，它是目前全世界最受欢迎、开设时间最长的面部瑜伽教师培训课。

开启你的旅程

我开始写这本书的时候，希望它成为一本通俗、有趣的读物。此外，我还希望这本书可以将最新的科学研究成果、人类的传统智慧和个人的体验结合起来。

我在书中分享的一切都源于我的日常生活经验，我所介绍的所有练习我自己都尝试过。

整体的生活方式

对于如何获得美丽和身心健康，我一直推崇整体医学的理念。为了获得绝佳的皮肤状态，你需要关注自己的方方面面，从心理感受，到所使用的护肤产品，再到每日饮食。让面部瑜伽融入你的日常生活，让它成为你进行自我关爱的一种手段，成为生活的好帮手。

岁月有痕

我一直不太喜欢“抗衰老”这个词，虽然我偶尔会用它来向人们简要地说明练习面部瑜伽的好处，但是我们不应因为岁月流逝、年龄增长而感到羞耻。生命是一份礼物，拥有了这份礼物，我们每天都应该心怀感激。每一次生日都值得我们充满骄傲和欢乐地去庆祝。

不要讨厌皱纹

长皱纹是一件再正常不过的事情。随着年龄的增长，我们的身体和面容都会发生许多变化。如果你愿意，可以跟着我练习面部瑜伽。但是，我希望你练习的出发点是对自己的关爱，而不是嫌恶或恐惧。

自我肯定

通过阅读这本书，你将了解自我肯定的重要性。它将帮助你成为更健康、更幸福、内心更平静的人。如果你感到快乐，这种情绪会通过你的面容表现出来。每天进行自我肯定，以“我”开头进行积极表达，有助于训练你的大脑获得良好的感受。如果产生了“这不是真的”“我没有这么好”的想法，也不要担心。坚持下去是关键。试着每天至少自我肯定一次，很快你就会看到效果。注意，在进行自我肯定训练时，每条内容都要重复 3 遍。

目　录

你与你的皮肤

You & your skin

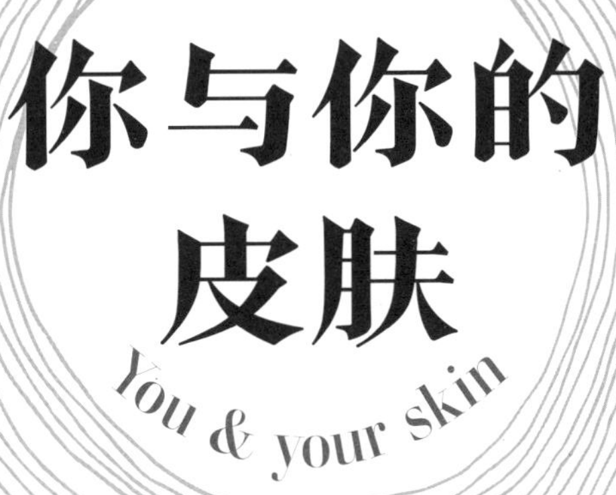

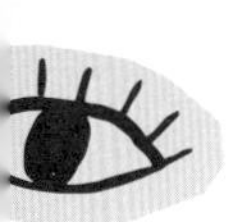
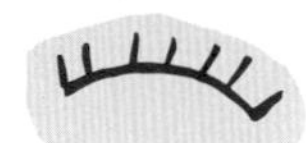
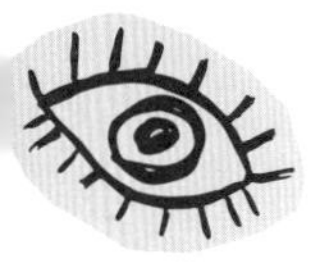
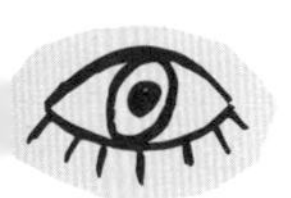

只有对自己奇妙的面部有更多的了解，你才能更好地理解为什么自己需要做面部瑜伽，以及这样做能为你带来怎样的变化。而如果你想了解自己身上最有辨识度的部位——面部，从皮肤、肌肉、骨骼这3个方面入手都是不错的选择。

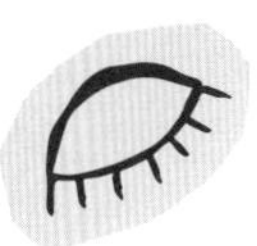
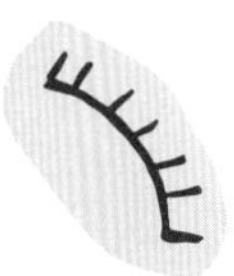

面部结构

皮肤

作为人体最大的器官，皮肤直接与外界环境接触，保护着它覆盖的肌肉、骨骼等。人体的皮肤由表皮和真皮两部分组成。

1. 表皮是皮肤上面的一层，也是一道防水屏障，能帮助我们抵御外界因素（包括致病菌）的侵扰、形成触觉和调节体温等。表皮一般分为 4 或 5 层，即角质层、透明层（只存在于手脚的皮肤中）、颗粒层、棘层和基底层。
2. 真皮是皮肤下面的一层，由含有胶原蛋白和弹性蛋白的结缔组织构成，有血管、淋巴管、毛囊、腺体和神经等结构。它能够保护我们免受机械损伤，使皮肤保持弹性。

你如果希望自己拥有健康的皮肤，就需要为它提供尽可能多的支持。通过做面部瑜伽，你可以运用各种手法来促进皮肤血液流动和皮肤死去的细胞自然脱落。具体来说，做面部瑜伽不仅有助于表皮上层细胞脱落，还能促进表皮下层细胞更新，从而使皮肤看上去更有光泽、更红润和充满活力。每天做面部瑜伽还对真皮有益，可以使真皮中的淋巴管等排毒管道通畅，有效缓解面部浮肿和肤色不均。

真皮下方是皮下组织，它由疏松结缔组织和脂肪组织构成，能抵御创伤，缓冲外来压力。和真皮一样，皮下组织中也有血管和神经。因此，对皮下组织进行刺激可以促进血液流向表皮，从而让皮肤焕发生机。

肌肉

人的面部和颈部（包括耳朵和舌头）有许多肌肉，其中面部肌肉主要负责人的表情管理。

人面部的每一块肌肉都有特定的功能，需要得到不同的照料。一些肌肉需要被强化和提拉，一些则需要消除紧张感（比如通过练习保持放松）。面部瑜伽可以为面部肌肉提供方方面面的支持。这些肌肉彼此相连，因此提拉或放松一块肌肉会影响另一块肌肉的状态，了解这一点非常重要。

骨骼

人的颅骨共有 23 块，又分为脑颅骨（脑部骨骼）和面颅骨（面部骨骼），它们起支撑、保护面部和脑部的作用。面部瑜伽主要作用于面部的皮肤和肌肉，而非骨骼。随着年龄的增长，面部骨骼的密度和厚度会自然减小。因此，通过做面部瑜伽来改善皮肤和肌肉的状况，从而抵御骨骼衰老造成的面部衰老显得越发重要。由于骨骼与肌肉相连，锻炼并塑造面部肌肉有助于更好地牵拉面部骨骼。众所周知，缺乏锻炼会影响骨骼健康，而加强锻炼有助于保持骨骼强健。

皮肤衰老的原因

皮肤衰老的原因是多方面的。通过这一小节，你将了解内外部因素是如何影响皮肤、加速皮肤衰老的。

气候

光损害是皮肤衰老最主要的原因之一。几乎所有的皮肤专家都认为紫外线会导致皮肤出现明显的衰老痕迹。有研究表明，即使隔着玻璃晒太阳或在多云天气，时间久了，阳光中的紫外线也会导致皮肤松弛、长皱纹（包括细纹）和色素沉着（长雀斑）。

任何极端天气都可能导致皮肤老化。潮湿、寒冷且多风的天气会使油脂分泌减少，皮肤变干，皱纹（包括细纹）更加明显。干燥的天气也会导致皮肤变干，造成死去的细胞在皮肤表面堆积。

生活方式

高糖饮食

很遗憾地告诉大家，糖是皮肤最大的敌人之一。血糖飙升会引发炎症反应，损害胶原蛋白和弹性蛋白，导致皮肤松弛。炎症反应还会使皮肤表面的斑增多和痤疮加重。进入人体之后，糖会通过糖基化反应与皮肤中的胶原蛋白永久结合，使皮肤变得僵硬、失去弹性，加速皮肤衰老。

如果你日常饮食的含糖量较高，那么减少糖的食用量有助于充分发挥面部瑜伽的效果。建议你在购买食品时阅读包装袋上的配料表，查看配料中是否有糖或糖的衍生物。

吸烟

吸烟对皮肤的影响是毁灭性的。已经有研究证实吸烟者的皮肤衰老得更快，原因有以下几点：第一，吸烟时反复噘起嘴唇会导致嘴部产生细纹；第二，吸烟会限制皮肤血液的流动，影响皮肤的营养供给，并产生自由基，从而影响皮肤的新陈代谢；第三，香烟中的化学物质会损害皮肤中的胶原蛋白和弹性蛋白，导致皮肤松弛和出现细纹。

摄入咖啡因和酒精

咖啡因和酒精均会影响皮肤健康。第一，喝含咖啡因或酒精的饮品（比如咖啡、茶、酒等）会导致皮肤老化，这是因为咖啡因和酒精都利尿，从而会影响皮肤水分的保持——皮肤会失水、变干，加速衰老。第二，咖啡因和酒精会提高人体内皮质醇的水平，造成皮肤中的胶原蛋白流失，抑制胶原蛋白生成。第三，咖啡因和酒精会影响睡眠，进而缩短皮肤在夜间修复的时间。第

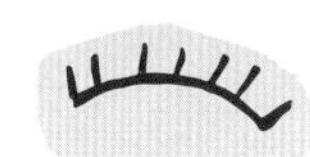

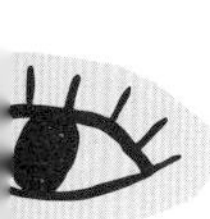

四，咖啡因会导致血管变窄，进而造成流向皮肤的抗氧化剂等营养素减少。第五，咖啡因和酒精会影响皮肤油脂的分泌，可能导致皮肤炎症。

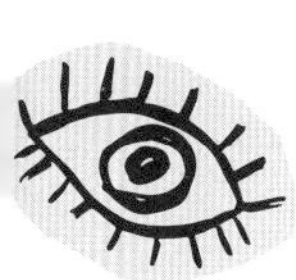

皮肤结构的改变

胶原蛋白

胶原蛋白是人体含量最丰富的蛋白质，存在于真皮的结缔组织中以及其他组织和骨骼中。在维持皮肤的结构、力量和柔韧性方面，胶原蛋白起着关键作用。

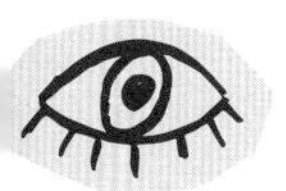

随着年龄的增长，人体内的胶原蛋白逐渐减少（据估计，一个人从 20 岁起每年流失约 1% 的胶原蛋白），胶原蛋白的质量也逐渐变差。压力、不健康的饮食、吸烟、激素变化和环境因素（比如紫外线过强有可能造成光损害）会加速这一过程。

弹性蛋白

胶原蛋白赋予皮肤韧性，弹性蛋白则赋予皮肤弹性。随着年龄的增长，弹性蛋白逐渐流失，使得皮肤变得像皮革一样，不再紧致、回弹。此时的皮肤就好比一根被反复拉伸的橡皮绳，失去了弹性。

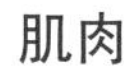

肌肉

面部肌肉使皮肤得以向上提起，面部变得饱满而有力量。随着年龄的增长，人体内肌肉的体积逐渐减小，力量逐渐下降。由于缺乏锻炼，面部的肌肉逐渐萎缩，肌肉表面的皮肤越来越松弛。此外，随着人年龄的

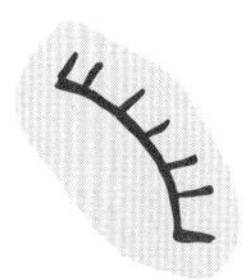

增长，肌纤维逐渐缩短，肌肉组织的更新速度也逐渐下降。

脂肪组织

随着年龄的增长，人面部的脂肪组织也会发生变化。一些部位的脂肪逐渐流失，造成组织萎缩；一些部位的脂肪则开始堆积，造成组织下垂。面颊和眼窝的脂肪流失会让人看起来憔悴且衰老，下颌的脂肪堆积则会导致双下巴的出现。

骨骼

随着年龄的增长，人的骨骼会出现骨量减少、骨密度下降的现象，进而导致面部结构发生变化。骨骼里的钙等矿物质流失，骨骼会变得越来越脆弱。

细胞

由于胶原蛋白和弹性蛋白逐渐流失，皮肤逐渐衰老。在这个过程中，皮肤细胞的更新速度逐渐下降。皮肤细胞的更新速度指健康的新细胞形成并进入表皮顶层的速度。皮肤细胞的更新速度下降会导致皮肤暗沉、粗糙、干燥和长痤疮。

水分

随着人年龄的增长，皮肤细胞代谢能力下降，导致角质层自然失水，表皮和真皮变薄。此外，皮肤中的糖胺聚糖，比如透明质酸逐渐减少，而透明质酸对保持细胞水分、滋养胶原蛋白和润滑关节有重要作用。一个人从 40 岁起，皮肤中透明质酸的含量就开始逐渐下降，激素的变化还会导致油脂分泌减少，使皮肤看起来更干、皱纹更明显。

激素

上述变化都受到了激素的影响。皮质醇、肾上腺素等应激激素会影响皮肤健康，导致胶原蛋白流失、淋巴系统排毒不畅等一系列问题。

面部表情

面部表情与人的语言、姿势、心理活动、情绪和习惯性反应（如被太阳照射时眯眼睛）等有关。面部表情日复一日地出现，细纹随之产生；随着年龄的增长，纹路逐渐加深。皮肤回弹的能力逐渐下降是皱纹（包括细纹）出现的一大原因。每日练习面部瑜伽有助于淡化已有的细纹，预防新皱纹。

睡姿

良好的睡眠对皮肤保持良好状态至关重要。但是，错误的睡姿会导致皮肤出现细纹。侧睡，尤其是每晚往同一边侧睡会导致面部和颈部相应侧的皮肤长时间出现褶皱，从而长出皱纹。可以尝试仰睡，或经常轮换侧睡的方向。

屏幕时间

长时间看电子屏幕意味着长时间保持不良姿势，这

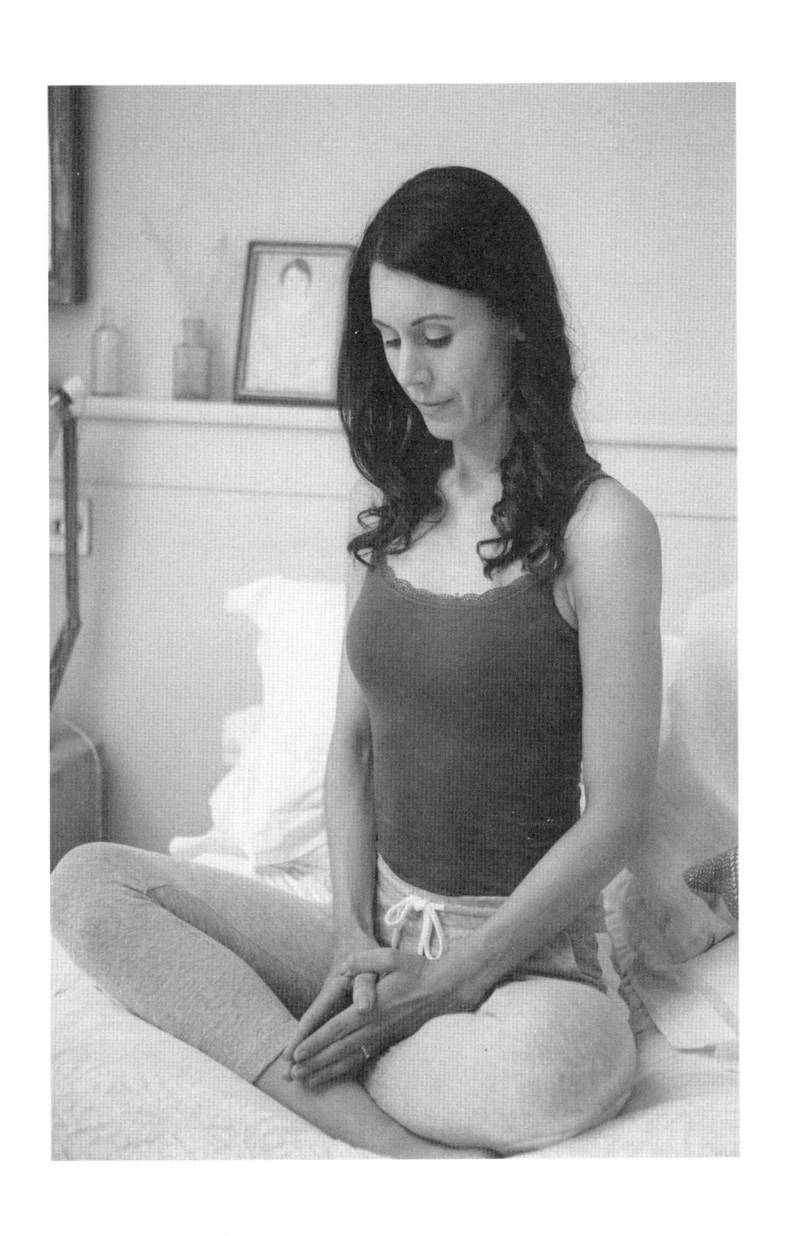

是面部衰老的主要原因之一。低头看手机屏幕易使颈部出现皱纹，频繁看手机屏幕会导致面部皮肤衰老。

慢性应激和负面情绪

当我们感受到压力时，身体会产生或战或逃反应，这是人体应对压力的内在生理和心理机制。此时身体的反应和处于危及生命的境地时的反应无异。慢性应激会损耗身体的各个系统和器官，从而对人的身体和心理产生毁灭性的影响。慢性应激还会导致胶原蛋白和弹性蛋白分解、皮肤失水、面部表情紧张、肌肉力量减弱、血液循环不畅、淋巴排毒受阻、细胞更新速度下降等，影响面部皮肤的健康。

负面情绪，如悲伤、难过、忧虑或愤怒，几乎都会表现在脸上，人们很难完全掩盖内心的负面情绪。除了加速身体的衰老，慢性应激引发的情绪反应还会在其他很多方面造成消极影响。

护 肤

为了获得健康的面容、最大程度地发挥面部瑜伽的作用，你需要学会护肤。如果你不通过日常的护肤手段用心地呵护皮肤，皮肤的更新、修复和防御能力就会逐渐下降。建议使用下面的方法进行护肤。

洁面

每晚洁面对保持面部皮肤的健康光泽至关重要，它还有助于更好地发挥面部瑜伽的功效。夜间洁面可以去除面部的灰尘、多余的油脂等污垢，保证皮肤在夜间的关键修复过程不受影响。如果晚上没有彻底洁面，残存的污垢可能会堵塞毛孔；而一旦毛孔被污垢撑开，就难以恢复到原来的大小。此外，晚上洁面不彻底还意味着皮肤死去的细胞无法自然脱落，皮肤将因缺氧而变得暗沉无光。

关于早晨如何洗脸，有两种观点。一部分人认为早晨使用洁面产品会洗去皮肤上的天然油脂，因此只用冷水简单清洗。而另一部分人认为，早晨使用洁面产品能洗去夜间积累的污垢。

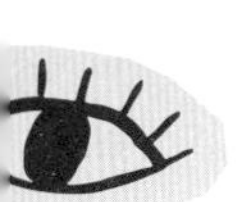

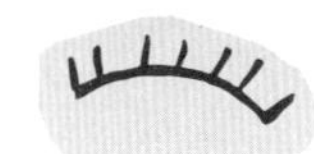

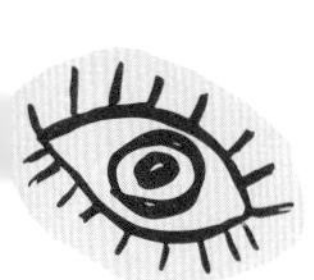

请选择适合自己的洁面产品。洁面油、洁面乳（包括洁面慕斯）、胶束水都是很好的选择。但是，无论你选择什么样的洁面产品，晚上都要好好洁面（早晨是否使用洁面产品根据自身需要而定），以保证面部皮肤充分修复，从而拥有健康的光泽。

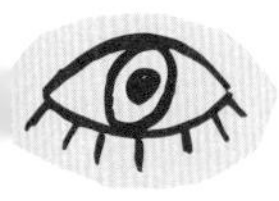

关键提示：使用有机的、天然的护肤产品对皮肤更有益，也更环保。

多年来，我一直有严重的痤疮。在我14岁的时候，面部、颈部、背部和手臂上都斑斑点点的。医生为我开了许多药，其中一种外用药效果极强，甚至把我的蓝色床单漂成了白色。痤疮带来的阴影笼罩了我许多年。20岁出头时我才发现，做面部瑜伽有助于消除痤疮。每一年，当我生活得更加健康时，脸上的斑点就会消退一点儿。但是，35岁前，在经期前一周，我的脸上还是会长两三颗很大的痘痘，这些痘痘要整整一个月才能消掉。后来，经过种种尝试，我终于找到了最佳的护肤方法——使用天然的护肤产品、做面部瑜伽、健康饮食，以及保持幸福感。

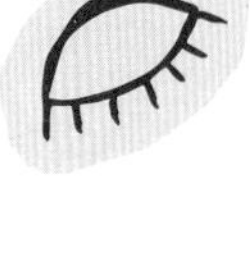

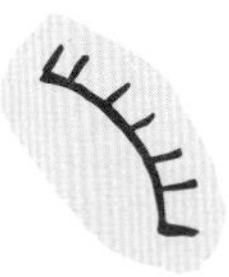

使用爽肤水

我强烈推荐你每天在洁面后、补水前使用爽肤水或保湿喷雾。如果你的皮肤是油性皮肤或容易长痤疮，那么使用爽肤水可以帮助你去除皮肤上残余的油脂、收缩毛孔、防止灰尘和油脂堆积，从而减小长痤疮的可能。

如果你平时使用彩妆化妆品或防晒霜，那么使用爽肤水可以去除你脸上残留的这些产品，确保皮肤（和毛孔）得到充分清洁，从而在夜间获得良好的修复。选择合适的爽肤水十分重要。不同的肤质适用不同类型的爽肤水。对大多数人而言，无酒精的爽肤水是首选，它不会造成皮肤紧绷，也没有刺激性，核心作用是保持皮肤酸碱平衡。

关键提示：建议使用有机的爽肤棉轻柔地从下至上、由内而外涂抹爽肤水或保湿喷雾。

补水

在洁面并使用爽肤水后，接下来要做的就是补水。保湿精华液单独使用就可以发挥很好的效果；当然，你也可以搭配保湿透明质酸化妆水或保湿面霜使用。市面上的许多保湿精华液在和保湿面霜搭配使用后效果更

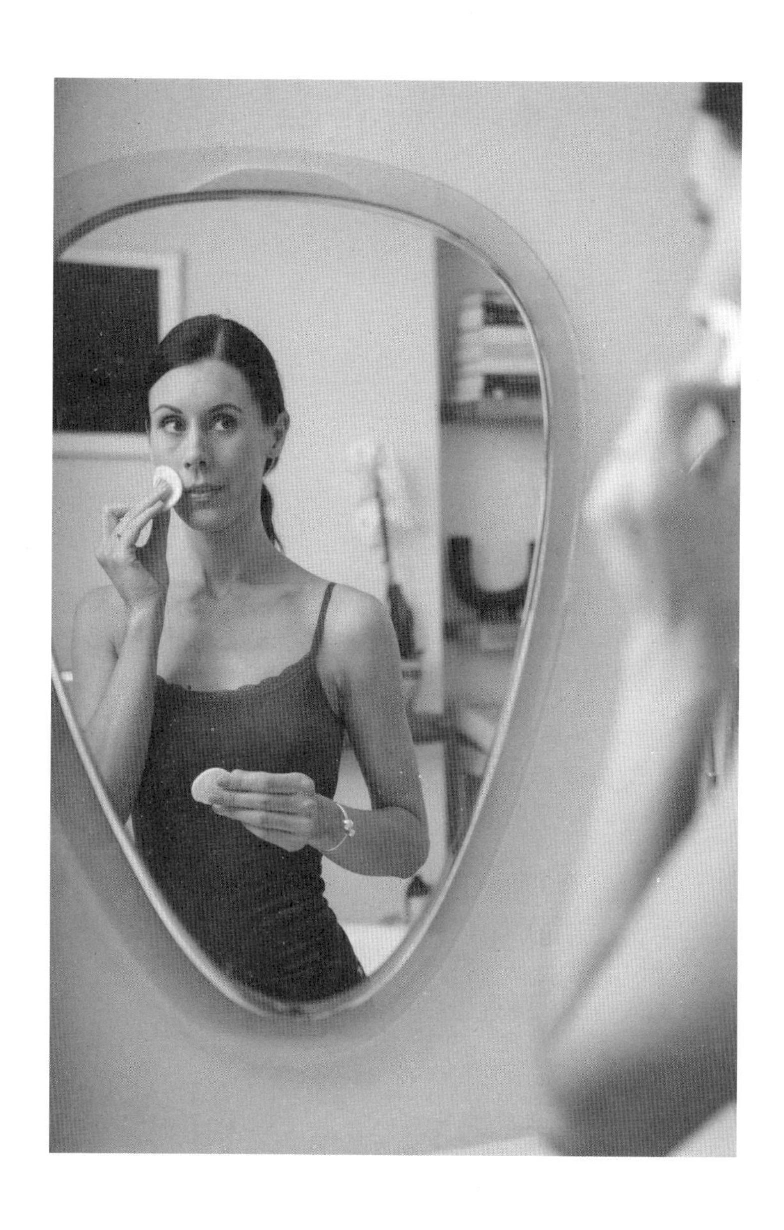

好。保湿面霜是最常用的补水产品，我建议你在购买时选择不含对羟基苯甲酸酯、填充剂、硫酸盐、邻苯二甲酸盐、硅酮和酒精的补水产品。此外，不建议面霜抹得太厚，否则它只能留在皮肤表面，无法被皮肤很好地吸收。

使用保湿精华液或面霜时，建议从下颌一直向上涂抹至前额，并且用手指轻轻拍打以帮助吸收。

关键提示：涂抹护肤产品时，不要忘记脖子两侧和后侧。另外，建议选择富含抗氧化剂的产品来保护皮肤免受自由基侵害，使皮肤及时得到修复。

去角质

去角质对保持面部皮肤的光泽至关重要。随着年龄的增长，人体细胞新陈代谢的速率下降，导致皮肤干燥、暗沉、粗糙，毛孔变大、堵塞。死去的细胞、残留的化妆品、灰尘等污垢会导致面部痤疮生长、细纹加深。温和地去角质可以去除皮肤表层的污垢，使皮肤更有光泽、更光滑、更年轻。

去角质的具体方法取决于你的肤质、你能用于护肤的时间和预算。你可以选择化学方法，如使用水果酵素或温和的撕拉面膜，它们的成分易于被皮肤吸收，且可以促进细胞代谢；你也可以选择物理方法，如使用面部磨砂膏，通过摩擦皮肤表面去角质。注意，不要过度去角质。对大多数人来说，每周 1～3 次是较理想的频率。

关键提示：如果你的皮肤存在炎症性问题，如有痤疮或湿疹，请向皮肤科医生咨询最适合你的去角质方法。

防晒

你如果只能记住本书中的一条护肤建议，那我希望是这一条。每天的护肤流程中都要有防晒这一步，这对保护皮肤免受阳光伤害至关重要。

建议选择防晒系数（SPF）在 30 及以上的防晒霜。与 SPF15 的防晒霜相比，SPF30 的防晒霜防晒效果好得多；而与 SPF30 的防晒霜相比，SPF50 的防晒霜防晒效果并没有质的飞跃。所以，无论你选择的防晒霜的防晒系数是 30、40 还是 50，效果都差不多（选择适合你的防晒霜即可）。

无论天气如何，都应进行防晒。引起光老化的长波紫外线（UVA）可以穿透玻璃。因此，哪怕你在室内或车内，只要你能透过窗户晒到太阳，涂抹防晒霜就很有必要。

接受光照是人体合成维生素 D 的最佳方法。因此，在防止皮肤晒伤、光老化和保证人体每日维生素 D 需求之间维持平衡是一项不小的挑战。从预防衰老的角度看，最好尽可能减少光照以保持皮肤年轻；但对人体健康而言，适量接受光照又是必不可少的。

你还应知道的是，你可以通过饮食摄入维生素D，服用维生素D补充剂也是增加维生素D摄入的方法之一（注意，请谨慎服用）。富含维生素D的食物有脂肪含量高的鱼类、鸡蛋和部分肉类，鳕鱼肝油是不错的维生素D补充剂。如果你是素食主义者，那么在阳光房培养的蘑菇、维生素D强化牛奶（或植物奶）和橙汁都是不错的选择。

关键提示：虽然一些保湿化妆品和彩妆化妆品也有一定的防晒效果，但它们的防晒效果不能与防晒霜的相提并论。所以一定要在使用保湿精华液等保湿化妆品后、上妆前涂抹防晒霜，每天！

我找到了一种既能保护皮肤免于晒伤和光老化，又能保证每日维生素D摄入的方法，那就是每天涂抹SPF30的防晒霜（如果化妆，我会叠加使用SPF20的矿物质粉底霜）。在晴天，我会戴太阳镜和太阳帽，并且在手部涂抹SPF30的防晒霜。我生活在英国，夏季，我会先让手臂和腿在阳光下晒10～20分钟，再全身涂上防晒霜或避免继续暴露在阳光下。在寒冷的冬

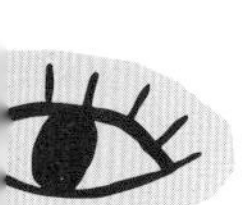
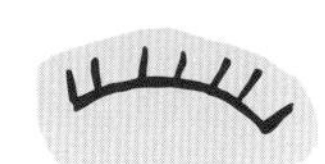
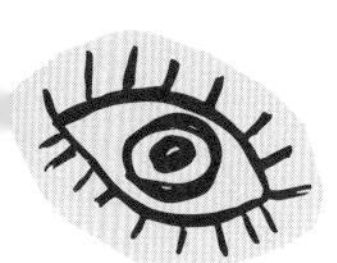

季，因为很难保证皮肤接受日照，所以我会服用含有维生素D的复合维生素，并且每天吃一些富含维生素D的食物。这套方法对我很管用，但每个人的体质有差异，所以你需要探索适合自己的方法。

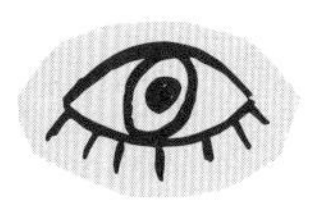
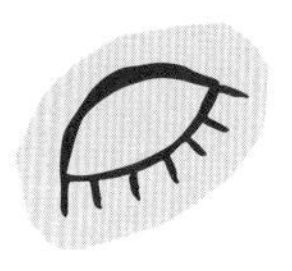
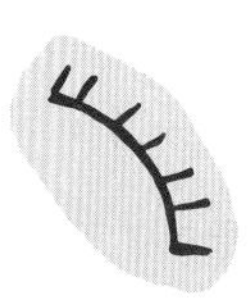

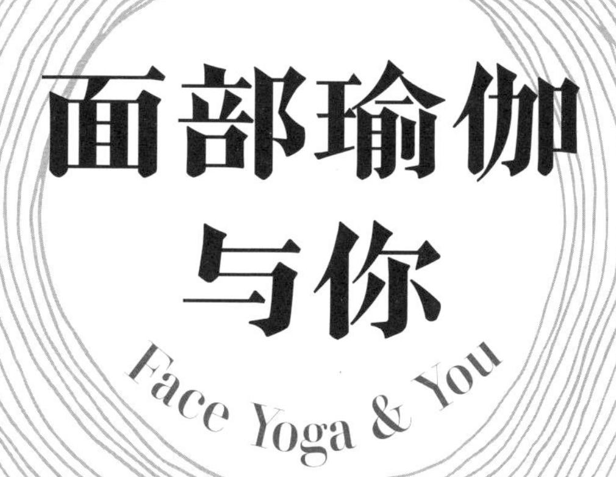

面部瑜伽与你

Face Yoga & You

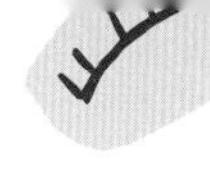
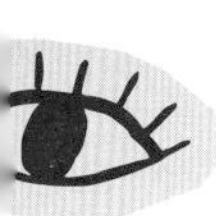
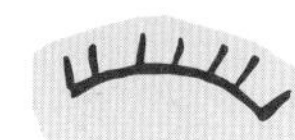
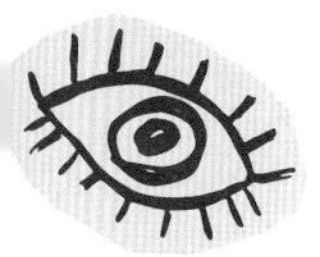
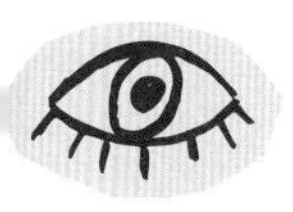

面部瑜伽是怎么发挥作用的呢?

丹妮尔·柯林斯面部瑜伽主要涉及五大方面的内容——面部运动、面部肌肉按摩、面部穴位按摩、面部放松和健康调理，接下来我将逐一介绍它们的重要性。

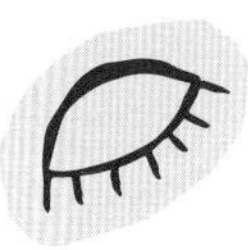
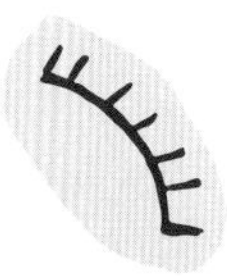

有关面部瑜伽的研究和循证证据

我花了很多时间和精力来开发丹妮尔·柯林斯面部瑜伽。我潜心研究印度、中国等东方国家传承了千年的技艺。在这些国家，一代又一代的人通过面部运动、面部肌肉按摩、面部穴位按摩、面部放松和健康调理来保持精神和身体健康。我还深入学习了有关面部肌肉、皮肤和骨骼的知识，探索面部衰老的原因以及可能的应对措施。此外，越来越多的现代科学研究证实了面部瑜伽的益处，我在开发丹妮尔·柯林斯面部瑜伽的过程中还融合了这些研究成果。在阅读本书时，你将看到我是如何将传统的技法和现代的科学研究成果结合在一起的。

面部运动

众所周知，运动有益身体健康。现在，想一个你所认识的会定期进行特定力量训练的人，年纪大小无所谓。想一想他所拥有的紧实的腹部、手臂、臀腿，你就不难理解运动对增肌的益处了。

丹妮尔·柯林斯面部瑜伽中有关面部运动的练习可以放松肌肉、缓解肌肉紧张。进行面部运动的目的在于促进肌肉的血液循环，训练大脑有意识地放松肌肉。了解这一点非常重要，因为人体的一部分肌肉需要被强化和提拉，而另一部分则需要放松。

面部肌肉和身体其他部位的肌肉略有不同。它们彼此相连，大部分起自颅骨骨面，止于面部皮肤，受面部神经的控制，这也是面部可以呈现各种表情的原因。有关面部肌肉的练习应该具有针对性，因此我设计的练习中有些强调面部肌肉的塑造，有些则强调面部肌肉的放松。虽然面部肌肉和身体其他部位的肌肉有所不同，但它们有一点是一致的：如果我们仅在日常活动中使用肌肉，而不进行特定的训练，肌肉就会萎缩、衰弱、走形。同样，如果我们只在说话、做表情、吃饭（这些动作只会使面部肌肉紧张、疲劳）时用到面部肌肉，而不去专门锻炼并放松面部肌肉，它们就会萎缩、衰弱、走形，从而造成面部皮肤松弛、下垂。

美国西北大学在 2018 年 1 月开展了一项有关面部瑜伽的重要研究。受试者连续 20 周每天做 30 分钟的面部瑜伽（其中大部分为面部运动），之后由皮肤和医学专家对面部瑜伽的效果进行评估。研究发现，每天坚持完成面部瑜伽的受试者 20 周后皮肤年龄差不多减小了 3 岁。面部瑜伽常用于美容和保健，但现在美国面瘫协会、美国卒中协会等组织开始将它推荐用于康复训练。这正是因为做面部瑜伽有恢复面部肌肉力量、纠正面部不对称、促进皮肤和肌肉血液循环的作用。针对老年人开展的一项重要研究发现，面部运动可有效改善老年人的精神健康，增强他们表情肌和舌肌的力量，或可用于老年人的康复治疗。需要注意的是，如果你希望将面部瑜伽用于康复治疗，请先向医生咨询。

面部肌肉按摩

面部肌肉按摩在丹妮尔·柯林斯面部瑜伽中扮演着重要的角色。按摩时，你需要用手轻柔地刺激和推拿皮肤及肌肉。面部肌肉按摩可以给人带来愉悦的感受，同时让皮肤焕发光彩。

面部肌肉按摩最早出现在公元前 3 世纪，它久经考验、广为流传。

面部肌肉按摩可以促进淋巴排毒，疏通面部不通畅的排毒管道。它还可以减小眼袋和减轻面部浮肿。一项研究表明，进行面部肌肉按摩与面部“微创除皱”的效果相当。还有一项研究结果显示，没有通过面部肌肉按摩进行淋巴排毒的人，皮肤更容易松弛。面部肌肉按摩被证明可以促进皮肤和肌肉中血液的流动，短期内可使面部看起来更年轻、更有活力，长期坚持下去有益于促进局部的血液循环。

面部肌肉按摩可以让人更平静、更满足，还可以缓解面部压力，让人看起来更放松。而这些都是抗衰老的关键。

对皮肤存在炎症性问题（如酒渣鼻或湿疹）的人来

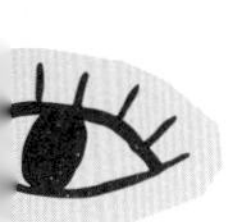
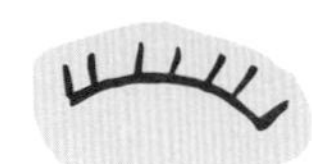
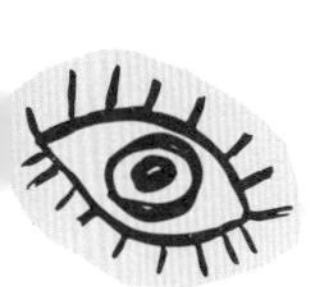

说，进行面部肌肉按摩可能引发不适，甚至加重皮肤问题。此时，你要相信自己的感觉和判断力（不做让自己感觉不适的事情），同时向专业人士咨询。

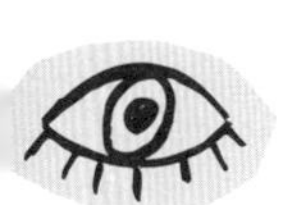

一些研究表明，面部肌肉按摩可以促进皮肤对护肤产品的吸收。因此，在使用护肤产品的同时进行面部肌肉按摩或许可以获得最佳护肤效果。

> 我经常听到健身人士说的一句话是“我的身体和脸不匹配”。直到我询问他们是否像锻炼身体一样频繁地活动面部肌肉时，他们才恍然大悟（我见证过太多这样的瞬间）：既然花了许多时间锻炼（以及按摩和放松）身体肌肉，那也该花时间锻炼（以及按摩和放松）面部肌肉。

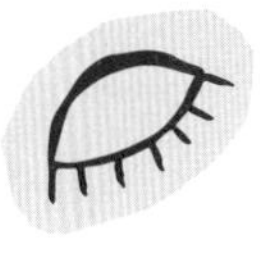

面部穴位按摩

简单来说，穴位按摩是用指腹在面部和身体的特定部位上按、捏、揉等。它最早起源于亚洲，五千多年来一直是传统中医、阿育吠陀（印度传统医学）的重要组成部分。

按照东方传统的医学理论，进行穴位按摩可以帮助人平衡体内的“气”（也被称为“生命能量”）。“气”虽然难以被测量，但可以被感知。当体内的“气”充盈时，人们会感觉十分舒适，身体处于最佳状态，即身心

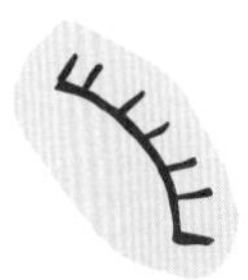

平衡。

而从西医的角度来看，进行穴位按摩有放松、镇痛、促进血液循环的益处。一些人认为，进行穴位按摩会让人变得平静，关注自身和当下，而这正是它能让人感觉舒适、气色变好的根本原因；一些人认为所谓穴位按摩的益处只是安慰剂效应[①]。从美容的角度看，进行穴位按摩据说可以缓解面部肌肉的紧张感，从而让人不易皱眉、眯眼、显得愁容满面。如果你是一个万事讲证据的人，那么你可以去试试穴位按摩，让自己变美、变健康——上文已经提供了不少循证证据。

书中涉及的有关穴位按摩的面部瑜伽动作都是我慎重挑选的，它们不仅安全，而且有美容保健的作用。过去的 16 年间，我一直在实践和教授这些瑜伽动作。但如果你怀有身孕或患有疾病，在练习前请向医生咨询。

在我教过的各种各样的学员中，有许多人发现进行穴位按摩对改善他们的皮肤状态和整体健康大有裨益。我几乎每周都会听到学员分享穴位按摩给他们带来的平静、舒适的体验。正因如此，许多人选择在睡前或感觉压力较大时进行穴位按摩。

① 安慰剂效应：在接受形似治疗但实质上并无治疗成分的处理后，因对疗效有期望而产生的正向心理效应。——译者注

面部放松

面部放松是丹妮尔·柯林斯面部瑜伽的重要组成部分之一。身体和精神的双重压力带来的紧张感会损害皮肤的健康。

当人们处于应激状态时，面部肌肉会紧张，导致法令纹和其他皱纹产生。频繁做出某种表情也会导致皱纹产生，这是皮肤科医生的共识。因此，放松心情十分关键。

许多研究已经证实心情放松对缓解压力的重要性。其中一项研究显示，面部放松有放松心情的作用，可以显著改善焦虑和低落情绪。由于我们的内心感受往往反映在面部表情上，因此面部放松的这一作用十分重要。以前其实已经有研究证明任何形式的放松（如保持正念、深呼吸、做瑜伽）都有助于放松面部，而上述这项研究特别指出了面部放松所带来的缓解压力、放松心情的显著效果。

健康调理

健康调理是丹妮尔·柯林斯面部瑜伽不可或缺的一部分，涉及营养、自我认同、睡眠、体态、可视化冥想、放松、积极的心态、瑜伽、护肤各方面。自爱和自我照护是丹妮尔·柯林斯面部瑜伽的重要组成部分。一项研究表明，心态积极的人更容易对生活感到满足。当人内心感到满足、快乐时，外表看起来更美。本书后面会重点介绍这部分内容，包括与健康调理相关的重要研究。

面部瑜伽可能带来的益处

1. 使皮肤更光滑。
2. 使皮肤更紧致。
3. 提拉面部肌肉。
4. 使皮肤更饱满。
5. 减少皱纹。
6. 减轻浮肿和黑眼圈。
7. 提升面部活力。
8. 消除面部肌肉的紧张感。
9. 使皮肤不再暗沉。
10. 缓解眼疲劳。
11. 消除头部、颈部和肩部的紧张感。
12. 放松心情。
13. 缓解面部、颈部、肩部和头部的疼痛。
14. 保持对当下的觉知。
15. 提升整体健康。

面部瑜伽的运用

毫无疑问，这本书的重点内容是针对面部瑜伽具体动作和练习的讲解。在后文中，我会先有针对性地讲解17项练习（这些练习针对的是人们常见的17个问题，比如抬头纹、肿眼泡等），再按面部具体部位（包括额头、眼部、面颊、嘴部、下颌和颈部）分门别类地介绍相应的练习。但在此之前，我想先向你介绍运用这些练习的方法，并且给你一些忠告。书中介绍的每一项练习做起来大约需要1分钟的时间，你可以通过以下几种方式将它们运用起来。

50分钟：每天把所有练习都做一遍，每周练习6～7天。

30分钟：每天把针对面部具体部位（额头、眼部、面颊、嘴部、下颌和颈部）的练习都做一遍，每周练习6～7天。

20分钟：每天把本章介绍的练习都做一遍。

5分钟：每天选择一个部位进行练习。

1分钟：在一天中的任意时间，选择一项练习快速做一遍。最好每天都练习。

理想的情况是每天练习至少20分钟。近期的一项研究表明，连续练习面部瑜伽20周可以使人看起来年轻3岁，该研究的参与者每天练习30分钟。我通常推荐学员每天练习20分钟以获得最佳效果。当然，无论每天练习的时间是长还是短，练总比不练强。

坚持每天练习

如果我只能提一条建议，那一定是“每天多努力一点点”。练习面部瑜伽可以让你拥有良好的皮肤，但前提是你亲身实践、规律练习。每周你可以休息一天，但前提是其他6天每天都坚持练习。看到这里，你可能会想：“这怎么做得到呢？”我完全理解你为什么会产生这样的想法（我是上班族的一员，每天还要照顾两个不足6岁的女儿）。我向你保证，哪怕你每天只能花1分钟时间练习，坚持下去也能收到满意的效果。此外，每天拥有属于自己的时间，无论是1分钟还是50分钟，都有助于你的身心健康。因为在这段时间里，你可以全身心地照顾自己，去呼吸、吐纳，去关注自己内心的感受。

永远不嫌晚

开始练习面部瑜伽的最佳年龄是几岁？答案就是：你现在的年纪！早练习好处多多，你可以通过练习面部瑜伽延缓衰老，你还能掌握一套终身受用的精妙手法。开始得晚也没关系，强化面部肌肉、改善皮肤光泽、促

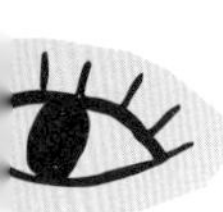
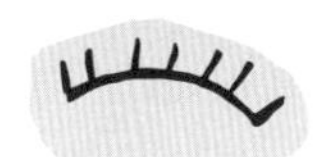
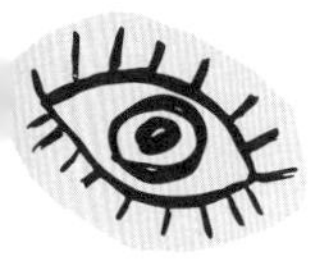

进血液循环永远不嫌晚。所以，任何时候都是开始放松心情、强健身体的好时候。

> 我的学员中年纪最大的已经 90 多岁了，其中包括一位 92 岁的著名演员，以及一群 91～95 岁的退休职工。他们都十分喜欢探索各种新方法，从而让皮肤看起来更年轻、更有光泽。他们很享受坐在椅子上、穿着舒适的衣服练习面部瑜伽。有研究表明，按摩时所进行的温柔触摸对老年人的健康有益。

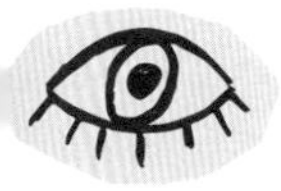

坚持练习，效果显著

面部瑜伽的效果因人而异。有许多因素会影响它见效的速度，比如基因、年龄和生活方式。任何想获得良好效果的人都需要坚持每天练习。这一点我后面还将反复强调。要想获得更光滑、更紧致、更健康的面部皮肤，规律练习至关重要。

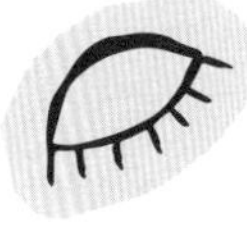

你一旦开始尝试练习面部瑜伽，就能感受到它带来的改变：你会感受到肌肉的变化、面部紧张感的消失，以及皮肤血流增加带来的温暖的感觉。

如果坚持每天练习，你可能一周内就能看到皮肤发生显著的改变。大多数人通常一个月内能看到成效，有的人可能需要 6～8 个月才能看到明显的效果。我强烈推荐你在开始练习前自拍一张照片，之后每周自拍一张

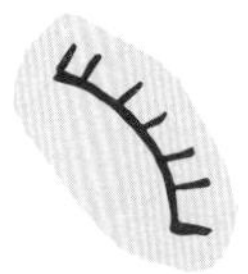

并持续拍摄一年。一年后，这些照片就能很好地反映练习面部瑜伽的效果。

练习面部瑜伽会损害皮肤吗？

练习面部瑜伽是获得健康皮肤的一种非常安全、有效的手段。一些人声称练习面部瑜伽会产生皱纹，但这是因为他们学习的是网上一些毫无帮助的动作。那些所谓的“面部瑜伽练习”其实只是让人们以古怪、变形的方式活动面部肌肉或是用一种粗暴且错误的方式拉拽面部皮肤。我所倡导的面部瑜伽和它们完全不同，原因有三。

第一，我倡导的面部瑜伽所采用的活动肌肉的手法是缓慢的、有控制的，必须确保活动了所有层次的皮肤，面部肌肉也要相互贴合。你要时刻观察，确保练习时皮肤没有任何地方折起或起皱。

第二，我所倡导的面部瑜伽要求你要么像羽毛拂过面颊般轻柔地去按摩面部，要么连同肌肉将各层皮肤整块捏起，而不是仅仅拉扯皮肤。

第三，我所倡导的面部瑜伽有助于面部放松。面部长出细纹的重要原因之一就是频繁做出某种面部表情。当一个人感到紧张时，他可能无意识地皱眉或挑眉，而这将导致面部细纹的产生。因此，练习能够消除面部紧张感的瑜伽是预防细纹产生的好方法，甚至可以淡化、消除已有的细纹。

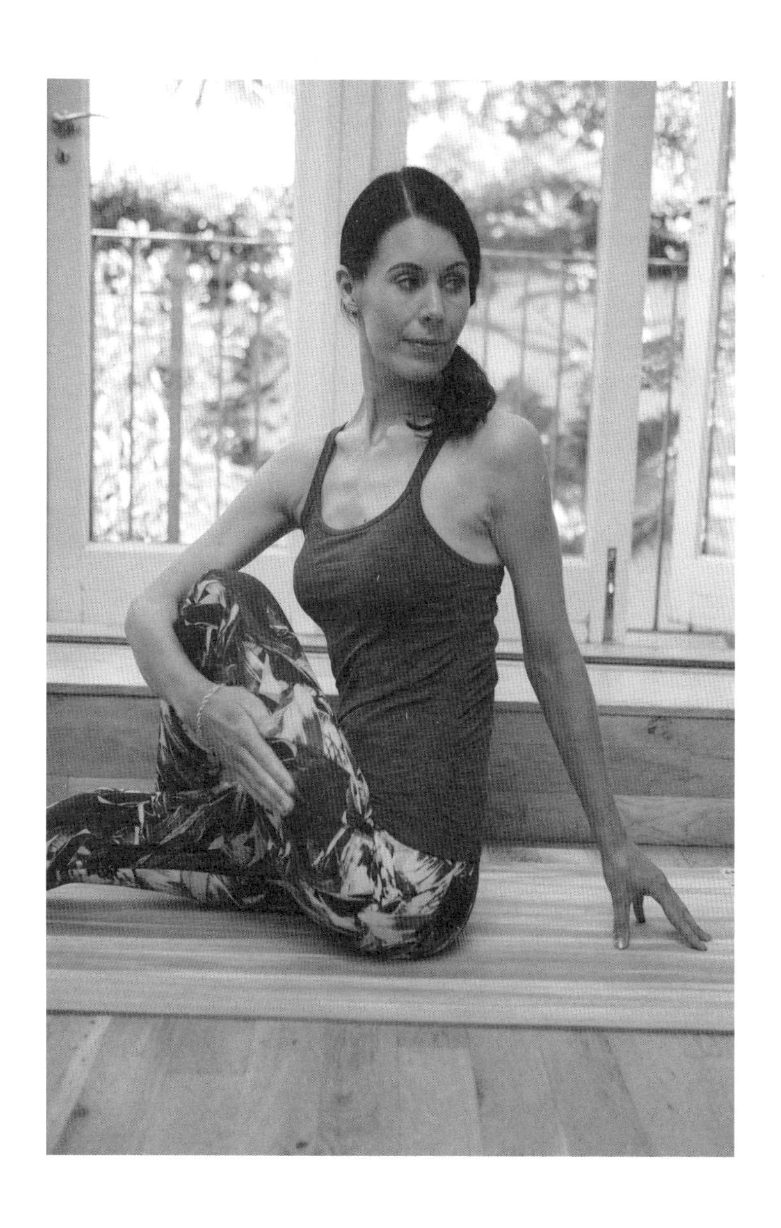

练习的时间

练习面部瑜伽不需要选择特定的时间。但如果你能规定每天练习的时间以帮助自己规律地练习，你坚持下去的可能性就更大。

> 很多人好奇我通常什么时间练习面部瑜伽。我主要的练习时间是晚上。考虑到有两个孩子需要照顾，早晨往往十分忙碌，而白天需要上班，所以我将练习时间定在了晚上。我通常睡前在床上练习，或者在看电视、看电影、泡澡时练习。

为什么叫丹妮尔·柯林斯面部“瑜伽”？

为什么我要把我所开发的这套练习称为丹妮尔·柯林斯面部“瑜伽”，而不是丹妮尔·柯林斯面部“练习”之类的呢？

这是因为瑜伽有“归一”之意，而我在开发这套练习时也融合了诸多技巧。我在开发时还融合了有关身心健康、自我关爱以及整体医学的理念，而这些都是瑜伽的重要理念。

我最早接触的训练就包括瑜伽教练培训，而这对我开发这套练习有很大的帮助。

其实，面部瑜伽源于传统瑜伽，只是在 20 世纪六七十年代，它的相关动作没能随肢体动作一起传入西方。丹妮尔·柯林斯面部瑜伽中的许多动作实际上是基于东方的理念和疗法设计的，我只是在其基础上加入了现代元素，当然也融合了包括呼吸法、冥想、保持专注、正念、体态调整、活在当下等传统瑜伽的方法和理念。

安全性

提及安全性时，我想提的第一条建议就是跟随身体和心灵的感受。一旦你感到不适或疼痛，或是直觉告诉你现在的行为不适合自己，你一定要相信自己的感觉。无论是停下来休息，还是跳过或重复某一练习都没有关系。如果你的身体有特殊情况或皮肤有问题，在练习前一定要向医生咨询。面部瑜伽的动作的确简单、温和、有效，但每个人的情况都是不同的，所以你要选择最适合自己的动作。在练习过程中，除了着重锻炼某一块肌肉时可能产生的“酸胀感”，面部其他任何地方都不应产生紧张感。练习时需持续关注面部是否存在紧张感，一旦产生紧张感，就要有意识地放松相应部位。建议始终对着镜子练习，确保练习过程中不产生任何表情纹。如果你发现了表情纹，请立即调整，减小力道或用手指轻轻抚摸相应部位。

面部瑜伽练习须知

1. 练习前洗手，避免细菌传播。
2. 练习前卸妆，并涂抹少量植萃保湿精华液。注意，用量比平时少一些，避免手指打滑。
3. 每周拍摄一张正面和侧面照，以记录自身的变化。
4. 如果摘掉眼镜（包括隐形眼镜）让你感觉更舒服，那么练习时请这样做。
5. 照照镜子，查看面部是否紧张或是否有表情纹。如果有，请有意识地抚平相应部位。
6. 始终保持良好的体态。
7. 享受练习，笑出声也没关系。
8. 用鼻子深深吸气，鼓起腹部；再用鼻子缓慢呼气，收缩腹部。注意，每次呼气的时间应比吸气的时间长。
9. 为了获得最佳效果，应保持生活方式健康。
10. 慢慢地了解自己的面部，并学习放松面部，在日常生活中避免产生表情纹。

预防和消除抬头纹

前额轻拍

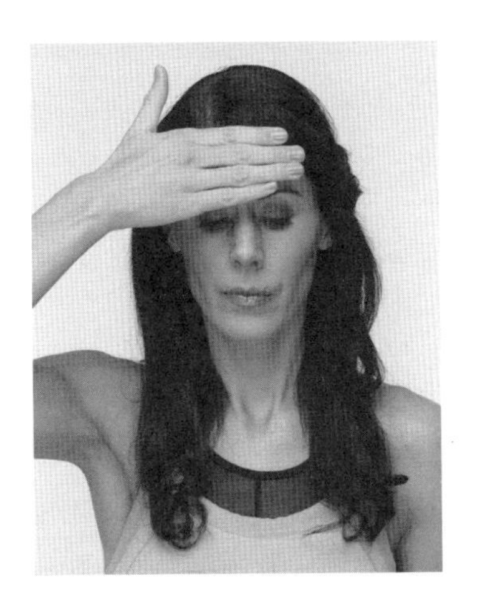

1　在开始练习前可以微微闭上双眼，也可以不闭眼，以自己感觉舒适为宜。

2　右手掌心置于前额右侧，一边轻柔地向下按压或轻拍前额，一边从右向左移动掌心，如此循环往复。开始时每秒一次，随后逐渐将频率降至每10秒一次，持续1分钟。

✻ 益处

此练习有助于放松前额肌肉，缓解面部的紧张感；还有助于促进血液循环，使皮肤焕发光彩。

✻ 关键提示

通过此练习学习在睁大双眼时保持前额不动——减少表情纹的好办法。

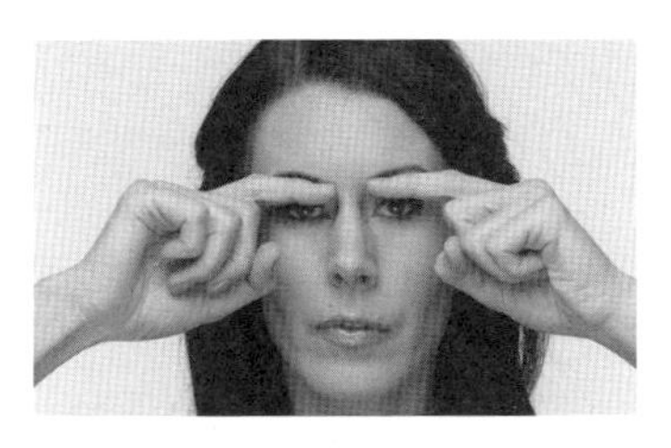

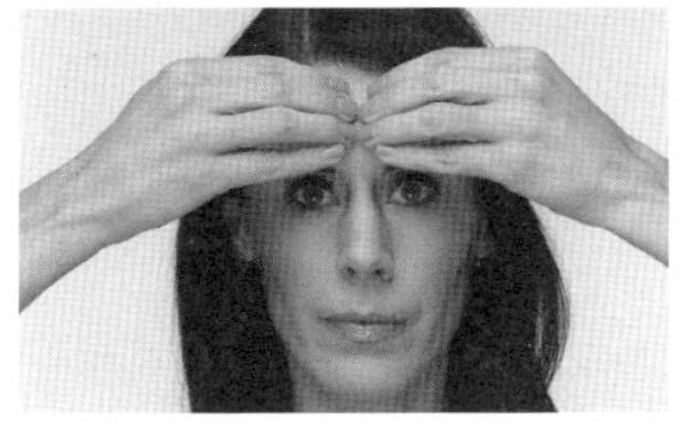

预防和消除肿眼泡

眉毛提拉

✻ 益处

做这项练习时，前额肌肉需与手指制造的阻力对抗，这有助于增强前额肌肉的力量和紧实度。

✻ 关键提示

练习过程中需要上挑眉毛，因此练习后应进行额头按摩，确保前额肌肉得到放松。

1 双手食指水平置于对应眉毛下方，以极缓的速度闭上双眼并保持 10 秒。重复 3 次。此时你可以感受到眼皮上半部分的抖动。

2 移开食指。双手食指、中指和无名指指腹置于前额中央，分别轻柔地向两侧的太阳穴滑动，如此循环往复。其间保持双眼大大睁开。练习 30 秒。

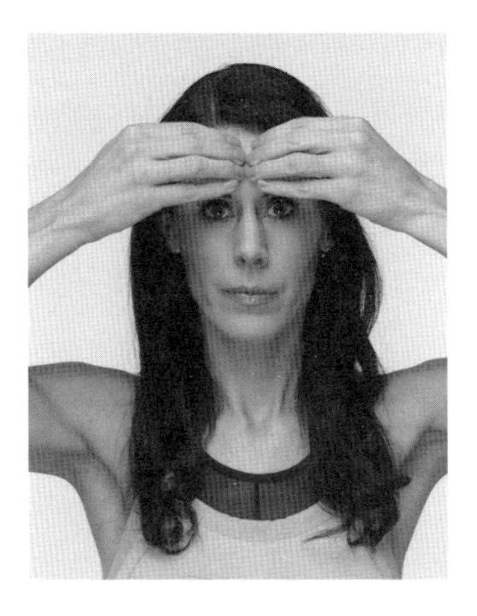

预防和消除眉间细纹

蝴蝶式

1 双手食指、中指和无名指指腹置于前额中央，分别轻柔地向两侧滑动，触碰到发际线后，向下看并保持10秒。

2 手指回到起始位置，重复步骤1的动作两次。

3 重复步骤1和步骤2（即相同的动作再做3次，每次10秒），但是，在做这些动作的过程中，保持双眼大大睁开而不挑眉。

✻ 益处

此练习能够缓解双眉间降眉间肌[①]的紧张感，预防眉间细纹。

✻ 关键提示

练习过程中不要过度拉扯皮肤。

---

① 降眉间肌是位于前额下部、额肌与眼轮匝肌眶部深面以及两眉之间的小块肌肉，起到降眉间部的作用。——译者注

预防和消除双下巴

思想者式

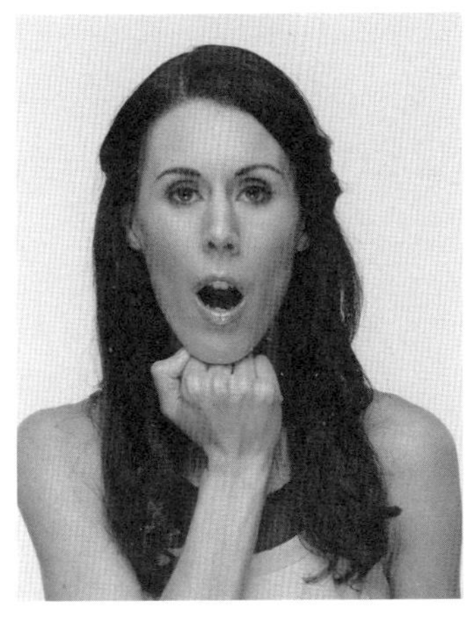

1 单手握拳，掌心向内置于下巴下方，轻轻抵住下巴。

2 嘴巴张开再闭合，重复 30 次。其间保持拳头轻轻抵住下巴，且下巴保持端正。

3 保持嘴巴张开，极轻柔地用嘴唇包住牙齿。保持 30 秒。

✽ 益处

此练习有助于下面部多块肌肉的强化和塑形。拳头与下颌肌肉形成对抗，有助于锻炼下颌肌肉的力量。

✽ 关键提示

如果把手肘放在桌上进行练习让你感觉更舒服，那就这样做吧。

我很平静

I am peaceful

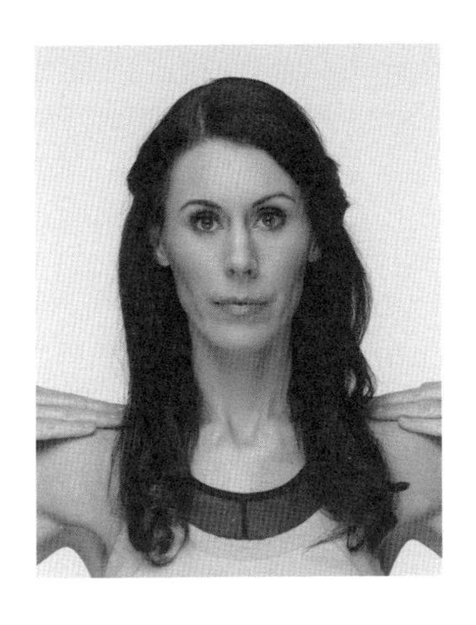

预防和缓解肩部的
紧张感

肩部放松术

1 双手掌心向下置于双肩之上，肩膀向后缓慢旋转，重复15次。注意，旋转幅度应以自己感觉舒适为宜。

2 回到起始位置，再将肩膀缓慢向前旋转15次。

✻ 益处

此练习能帮助你减轻肩部的紧张感和肌肉劳损，放松肩部。此外，它还能帮助你改善体态，预防和缓解颈部肌肉的紧张感。

✻ 关键提示

如果你需要长时间坐在电脑前办公，建议你在肩部肌肉紧张前做这项练习。

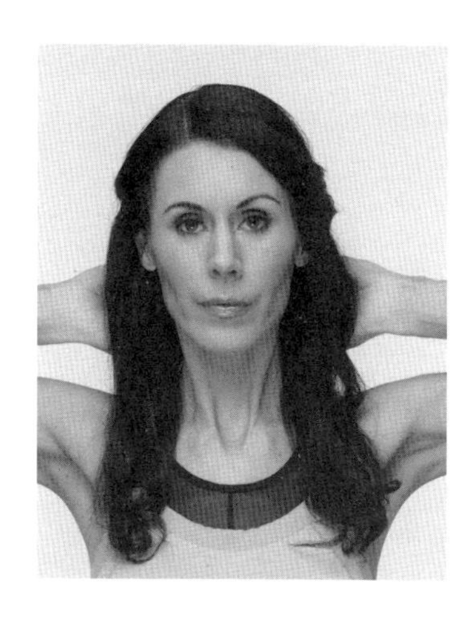

预防和缓解颈部的紧张感

颈部按压

1　双手除拇指之外的四指指腹置于颈后，轻柔地按压颈椎两侧的肌肉，然后向后仰头，使手指按压得更深。头回正，缓慢且有控制地重复仰头的动作，总计仰头 30 次。

2　双手放在原位，头后仰，手指轻弹或小幅度画圈按摩（选择其一来放松颈部肌肉）。

✻ 益处

按摩颈部肌肉能有效放松肌肉，释放肌肉压力甚至缓解肌肉疼痛。此练习短期内可以减轻颈部不适，长期来看甚至可以预防颈部、下颌及面颊肌肉紧张。

✻ 关键提示

如果手臂发酸，可以先将手臂放下来休息一会儿再继续练习。

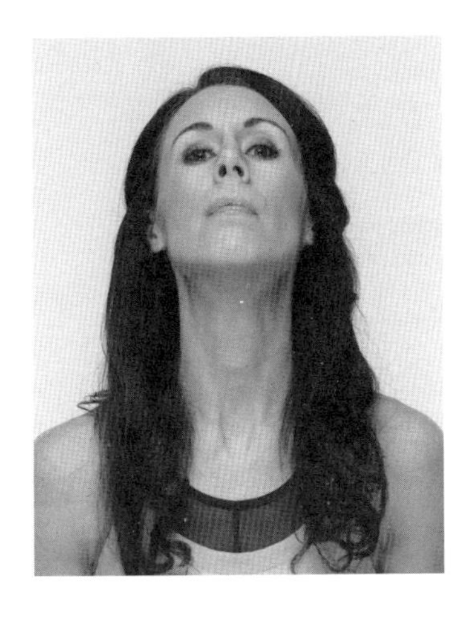

预防和淡化火鸡纹[1]

淡化火鸡纹

在感觉舒适的范围内，尽可能地将脖子后仰。轻抿双唇，舌尖轻顶上腭并放下，每秒1次，重复60次，练习1分钟。

✻ 益处

舌头反复运动需要下颌的参与，所以此练习有助于提拉下颌松弛的皮肤，使其变得紧致。

✻ 关键提示

此练习强度较大，你可以先从练习30秒开始，然后根据能力逐步延长练习时间。

[1] 颈部因皮肤松弛下垂、褶皱增多而看起来酷似火鸡的脖子，因此将颈部的皱纹俗称为“火鸡纹”。——译者注

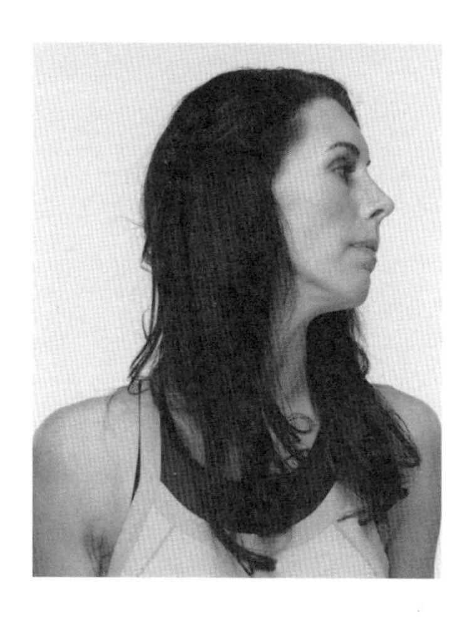

预防和缓解下颌皮肤松弛

飞鸟式

1 头转向一侧，轻微后仰。舌尖轻顶上腭并放下，每秒 1 次，重复 30 次，练习 30 秒。

2 头回正，做对侧练习。

✻ 益处

舌头的运动与头部后仰相结合可以锻炼颈部和下颌的肌肉，使这一区域松弛的皮肤变得紧致。

✻ 关键提示

在练习过程中，下巴轻微向上抬起，指向天花板。

改善面部对称性

抿嘴式

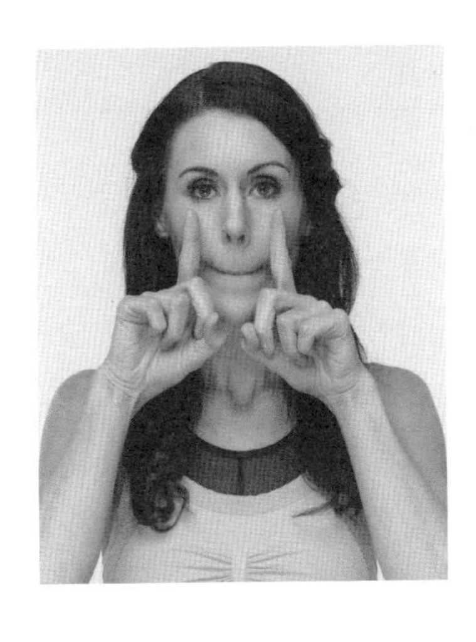

1 嘴唇完全内抿（此时从镜子里看不到嘴唇），嘴角轻轻上翘，注意保持两侧对称。

2 伸出食指，抚平嘴巴周围的皮肤。总计练习 1 分钟，如果感觉不适，可适当缩短练习时间。

✻ 益处

此练习能锻炼双颊的肌肉，提拉并锻炼嘴部的肌肉。它能帮助你养成面部两侧同时发力的习惯，从而消除日常活动造成的面部不对称的问题。

✻ 关键提示

对着镜子练习能很好地帮助你确认两侧嘴角翘起的弧度是否一致、下面部的皮肤是否被抚平。

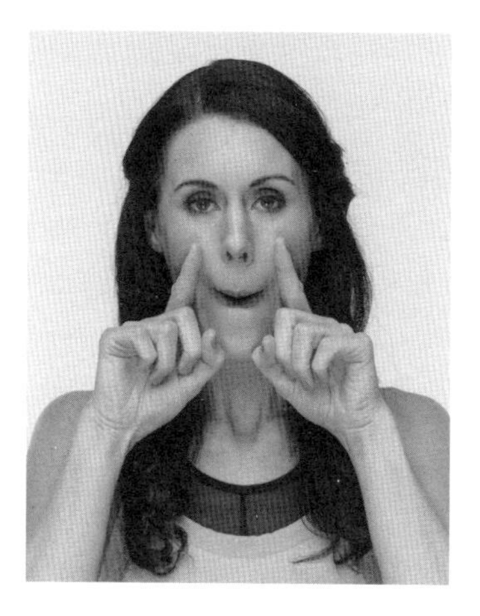

改善面色，提拉下面部

面颊和下颌提拉

1　张开嘴巴，用嘴唇包住牙齿，上提嘴角，做出微笑的表情。你可以感受到面颊在持续用力。

2　伸出食指，轻轻向两侧推面颊的皮肤。练习 30 秒，休息一会儿，再练习 30 秒，总计练习 1 分钟。

✻ 益处

此练习可以锻炼、提拉并塑造面颊和下颌的肌肉。

✻ 关键提示

即使没有面色暗黄的问题，你也可以通过此练习提拉面颊和下颌的肌肉。

预防和减轻眼袋

眼部去浮肿

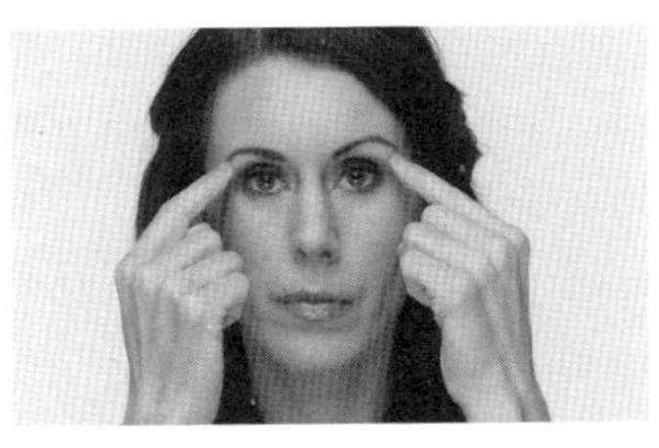

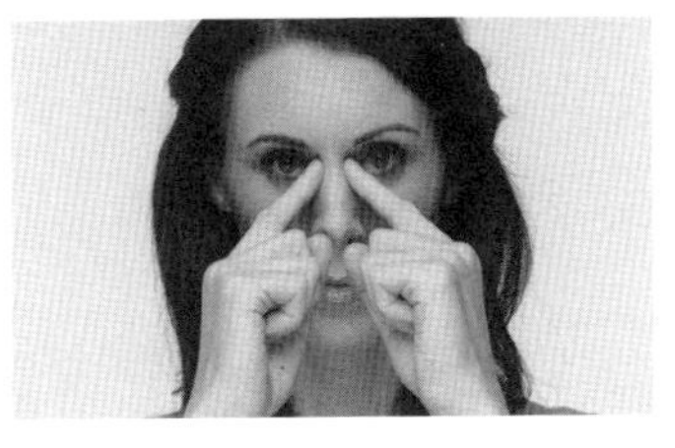

1　食指指腹置于眉尾下方，向内顺着眼睛下缘轻柔地滑至内眼角处，轻轻按压10秒。

2　重复步骤1，总计练习1分钟。

✻ 益处

此练习能促进眼部的淋巴排毒，消除眼部浮肿。

✻ 关键提示

轻柔地按摩是此练习的关键。一定不能拉扯皮肤。动作温和更有利于淋巴排毒，还能避免对脆弱的眼部造成伤害。

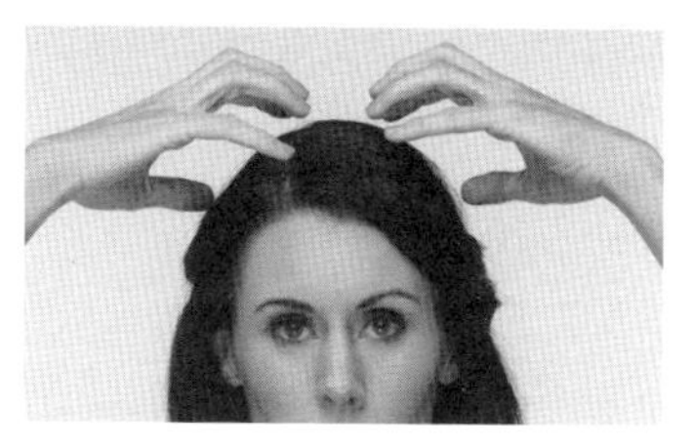

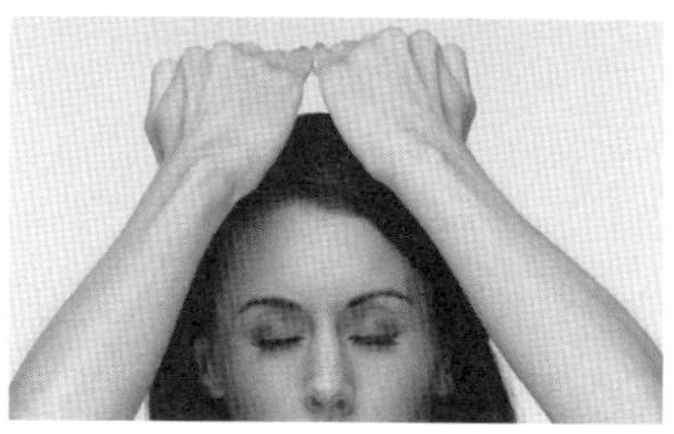

预防和缓解头部的
紧张感

头部放松术

1 十指指腹置于头顶，向内、向下按压并快速弹起。在头部的不同位置重复该动作，持续30秒。

2 双手手掌轻轻置于头顶，保持放松状态。闭上双眼，通过鼻子深呼吸。想象头部的紧张感在逐渐消失。

✻ 益处

此练习有助于减轻头部肌肉的紧张感，通过弹跳式按压和深呼吸放松头部。

✻ 关键提示

按压时尽情跟着感觉走。如果你觉得自己需要进行深层次按摩或喜欢画圈式按摩，那就去做吧。

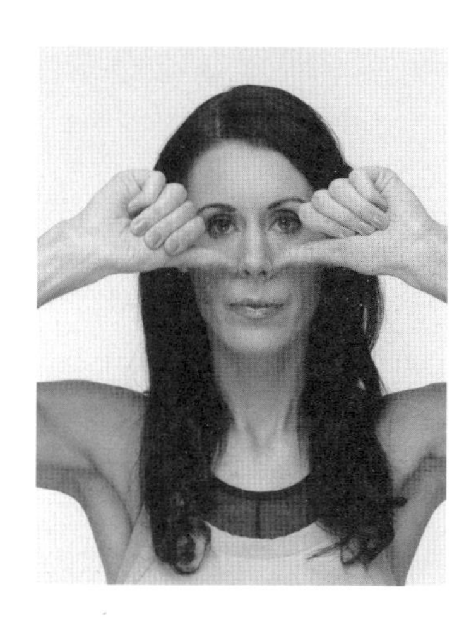

预防和缓解鼻窦疼痛

鼻窦畅通术

✻ 益处

此练习能缓解鼻窦的疼痛和紧张感，减轻黏液对鼻腔的堵塞，让双颊看起来更有光泽和活力。

✻ 关键提示

在练习结束后通过鼻子做几组深呼吸，可以进一步促进鼻窦畅通。

1 双手拇指伸出，其余四指内握，掌心向外并将拇指指尖置于鼻孔旁的穴位上，你能摸到此处轻微凹陷。保持30秒。

2 拇指向上、向外滑动，在快要接近眼部时停下。提起拇指，回到起始位置，再次向上、向外滑动。如此按摩30秒。

预防和缓解压力

呼吸放松术

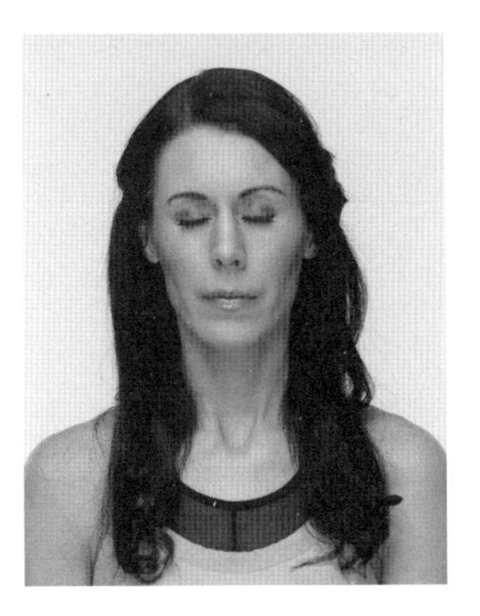

✻ 益处

这一呼吸法有助于放慢呼吸的速度，让你内心更平静。许多研究表明这类呼吸法有缓解压力、改善情绪的益处。

✻ 关键提示

在练习过程中，请保持面部充分放松。

1 闭上双眼。通过鼻子缓慢吸气，使腹部隆起，保持几秒钟。然后通过鼻子缓慢呼气，使腹部收缩，同样保持几秒钟。注意，呼气应比吸气更加缓慢。

2 吸气—屏息—呼气—屏息，如此练习 1 分钟。屏息的时间不需要很长，以自己感觉舒适为宜。

我很快乐

I am

happy

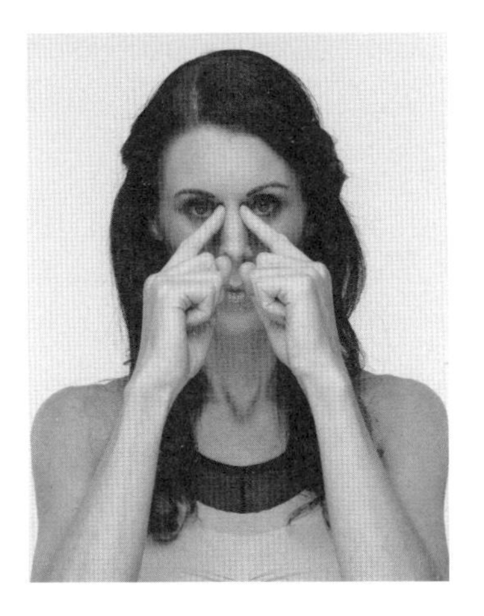

改善睡眠质量

内眼角穴位按摩

1 食指指腹置于内眼角处，轻柔地按压，同时进行深呼吸。练习30秒。

2 画圈按摩。先顺时针按摩15秒，再逆时针按摩15秒（也可以先逆时针按摩，再顺时针按摩）。注意，画圈幅度要非常小。

✻ 益处

穴位按摩已有几千年的历史，且已被证明有缓解压力、改善情绪和睡眠的作用。眼睛内侧的区域容易出现紧张感，因此按摩这一区域有助于人平静和放松。此练习将深呼吸和穴位按摩结合起来，非常适合在睡前进行。

✻ 关键提示

此练习对减轻眼部紧张感、缓解头痛也十分有效。

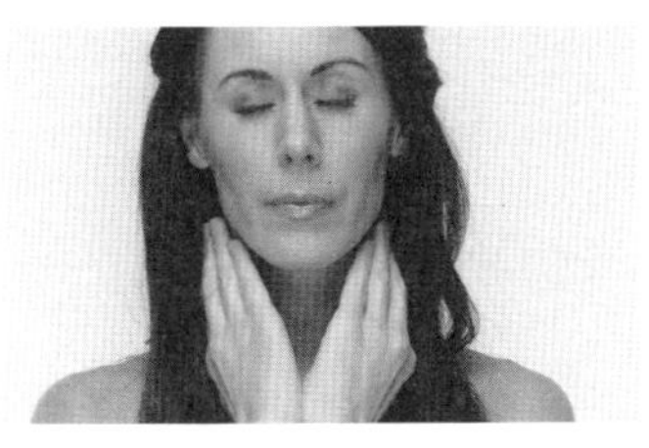

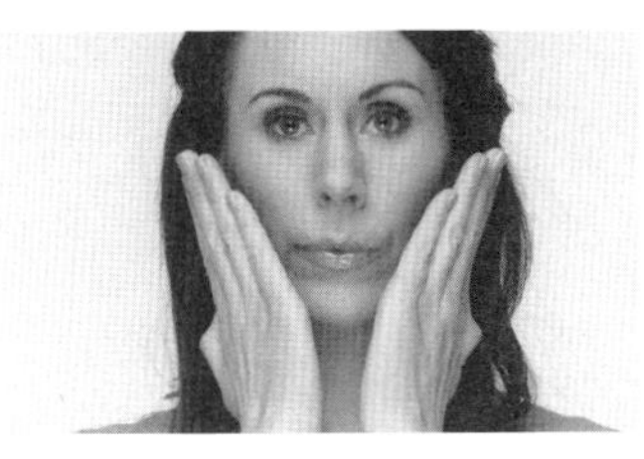

抗疲劳

面部提拉

1 手掌置于颈部，保持20秒，用双手的温度放松颈部肌肉。通过鼻子深呼吸，想象疲惫从体内慢慢抽离。

2 双手手指和手掌轻轻上推双颊，注意不要拉扯皮肤。练习20秒。

3 双手手指和手掌轻轻上推额部皮肤，练习20秒。

✻ 益处

此练习能让你更清醒、更有活力，还能改善面部的血液循环，让你不再面露疲色。

✻ 关键提示

在使用保湿化妆品（保湿精华液或润肤乳）后练习效果更佳，它能帮助皮肤更好地吸收保湿化妆品中的有益成分。

解决皮肤暗沉问题

全脸击打

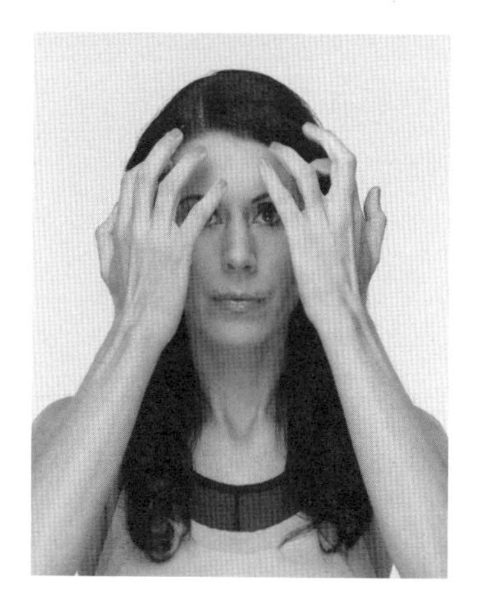

1 用十指的指腹在额头上轻轻击打 20 秒。

2 在双颊、嘴部和下颌区域轻轻击打 20 秒。

3 在颈部轻轻击打20秒。

✻ 益处

此练习能促进血液向皮肤表层流动，从而让你的面部看上去更有活力、更健康。它还有助于缓解肌肉的紧张感。

✻ 关键提示

早晨起床后就做这项练习，让自己以光彩照人的面貌迎接每一天吧。

额头

Forehead

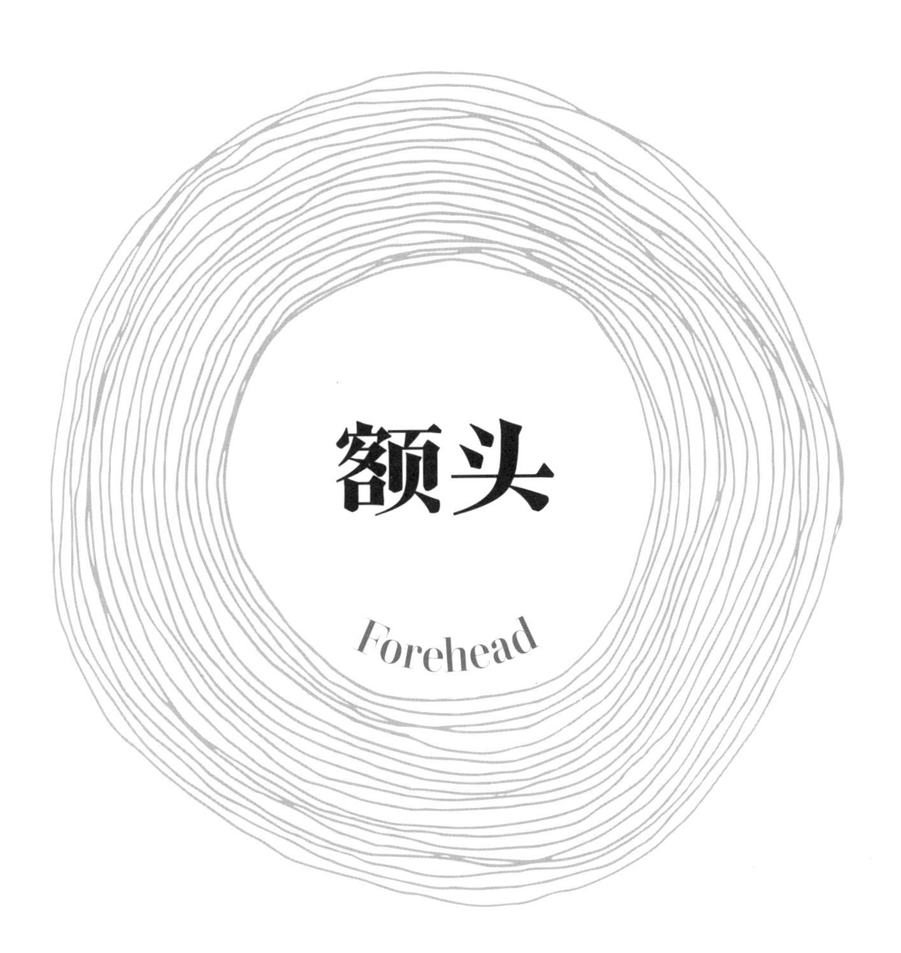

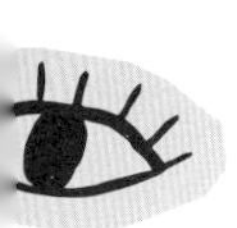
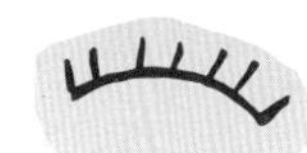
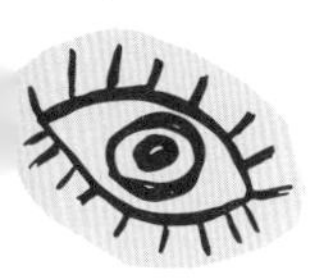
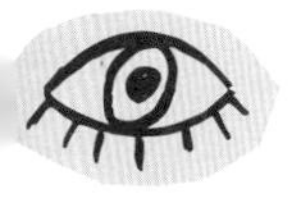

额头上长出抬头纹等皱纹的一个重要原因就是人的面部表情。如果一个人每天（甚至每小时）都皱眉或挑眉，慢慢地，额头上的皱纹就出现了。随着年龄的增长，人体内胶原蛋白和弹性蛋白的含量逐渐下降，皮肤自我修复的能力也逐渐下降。幸运的是，每天有针对性地练习面部瑜伽可以有效解决这一问题。

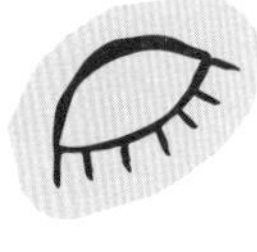

认识到面部表情对皮肤的影响并学会放松额头是预防额头上长皱纹的关键。无论你是为了淡化、消除额头上已经出现的细纹，还是希望预防额头上长皱纹，这里的练习都对你有帮助。

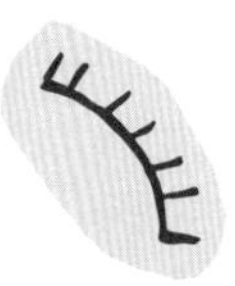

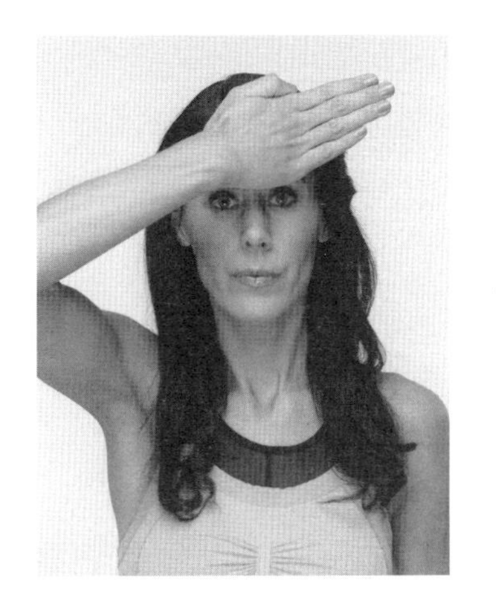

前额轻抚

1 在开始练习前，请确保额头处于完全放松的状态，且眉毛没有上挑。根据个人喜好决定是否闭上眼睛。

2 抬起一只手，掌心置于额头中央，向同侧滑动。放下这只手，抬起另一只手做对侧练习。

3 总计练习 1 分钟，用双手掌心轮流按摩额头，注意不要过度拉扯皮肤。

✻ 益处

此练习是缓解前额肌肉紧张感的绝佳方法。放松此处的肌肉可以减小前额出现表情纹的可能，缓解因此处肌肉紧张而引起的头痛。此外，按摩还可以很好地改善血液循环，让皮肤看起来更有活力。

✻ 关键提示

花一点儿时间体会前额肌肉完全放松是怎样的感觉。建议每天选一个时间检查自己的额头是否处于放松状态。如果不是，花 1 分钟完成此练习。

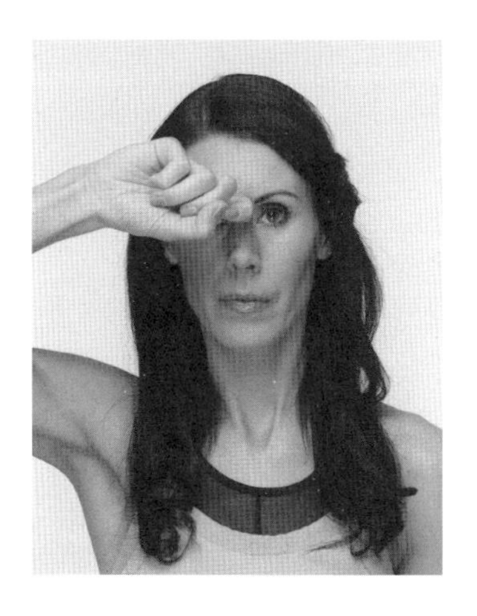

川字纹抚平

食指弯曲呈钩状，将食指关节顺着两道眉毛中间的降眉间肌由下而上按摩——从山根开始轻抚，一直抚至额顶发际线。持续按摩 1 分钟，注意，始终由下而上按摩。

✻ 益处

此练习可以促进眉间肌肉放松，帮你养成不皱眉的习惯，从而减小细纹出现的可能。此练习还可以促进血液循环，帮助养分和氧气输送，从而淡化已有的细纹、提亮肤色。

✻ 关键提示

按摩的力道由你自己掌握。动作不能太重，否则会拉扯皮肤，但也不能太轻。最好找到适合自己的按摩力道，让自己在感觉舒适的同时有提拉感。

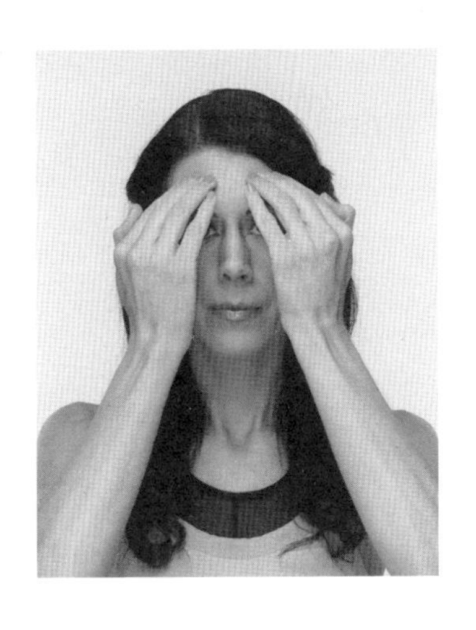

额间漫步

双手食指、中指和无名指的指腹置于眉毛上方，两两之间均匀地分开。用指腹向下按压并通过鼻子深呼吸。指腹向上滑动，且每滑动 1 厘米停下来按压 10 秒，其间伴随深呼吸，一直将手指滑至发际线。练习 1 分钟左右。

✻ 益处

此练习可以让额间的皮肤更有光泽，让你的思维更清晰。在练习的过程中，你会按压多个穴位，按压这些穴位被证实有缓解压力、失眠和紧张性头痛的效果。在额头上施加轻柔的压力也有助于放松紧张的肌肉，减小表情纹出现的可能。

✻ 关键提示

完成此练习后，你的额头可能微微泛红，这是因为此练习能促进皮肤表层血液循环。切忌按压力道过大，轻柔地按摩足以带来良好的效果。

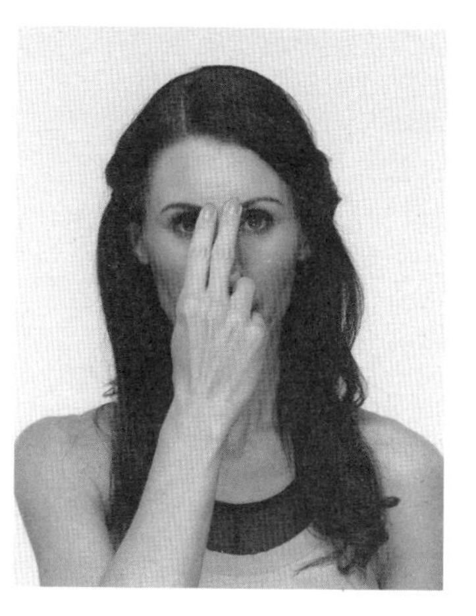

皱眉预防术

1 中指和食指并拢，指腹置于两道眉毛中央，向下按压肌肉，然后轻轻滑开，在这个位置上保持 20 秒。

2 重复步骤 1 的动作两次。练习 1 分钟。

✻ 益处

此练习能有效预防、淡化甚至消除眉间竖纹。它能刺激肌肉，改善局部的血液循环，还能放松紧张的肌肉，因此对预防细纹有绝佳的效果。在练习的过程中，你按摩了数个穴位，而在东方传统医学的理论体系中，按摩这些穴位都有镇静心神的效果。

✻ 关键提示

此练习能够放松身心。要想获得更好的静心效果，你可以在练习时闭上双眼，用鼻子深呼吸。

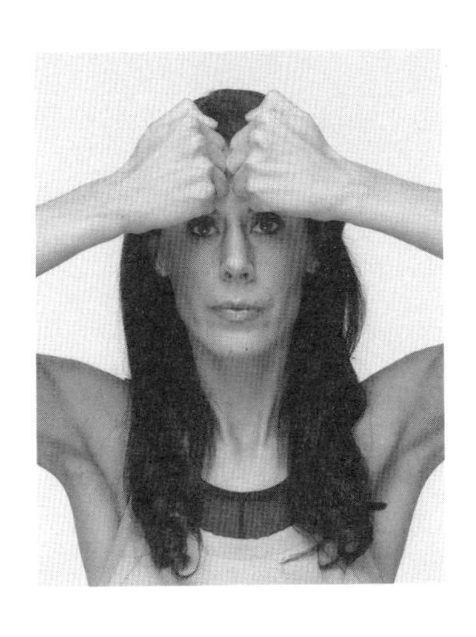

全额放松

双手握拳，掌心向内置于额头中央，然后一边向外滑动一边轻轻按压，使两拳分开。放下拳头，重复上述动作。练习 1 分钟。

✻ 益处

此练习能放松前额，减轻肌肉的紧张感。

✻ 关键提示

在练习时可以尝试睁大双眼以锻炼眼部肌肉，帮助自己在睁眼的同时不挑眉。

我很强大

I am **strong**

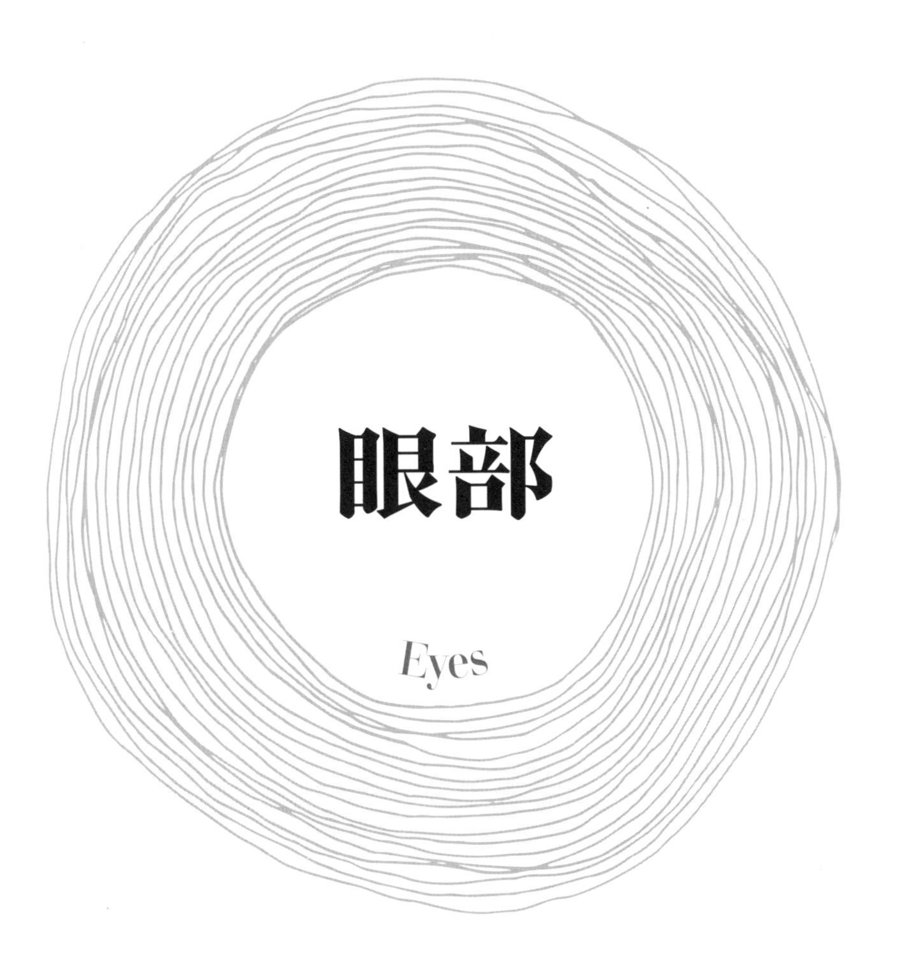

眼部

Eyes

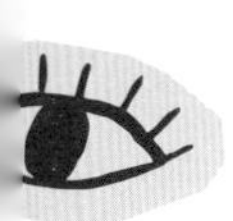
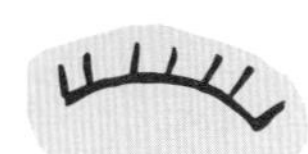
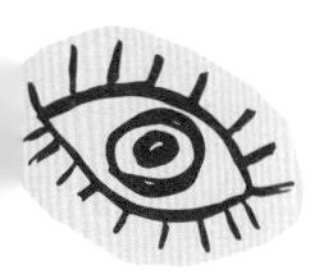

眼部皮肤极薄，最薄的地方厚度不足面部其余部位皮肤的1/10。因此，眼部的皮肤十分脆弱，也更容易出现衰老的痕迹。细纹产生的原因有许多：做出微笑和眯眼等表情，胶原蛋白和弹性蛋白分解，因卸妆、摘隐形眼镜等动作或过敏而摩擦眼部等。力道过大地摩擦眼部会导致眼部毛细血管轻微损伤，从而使眼部皮肤暗沉、浮肿。

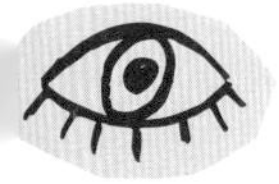

眼部问题包括浮肿、黑眼圈、上眼睑下垂、眼窝凹陷等。与面部其余部位相比，眼部皮肤的皮脂腺较少，因此眼部更容易干燥缺水，也更容易出现细纹。我接下来即将介绍的5项练习有助于解决绝大多数人的眼部问题。

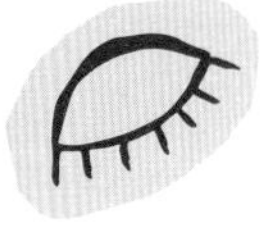

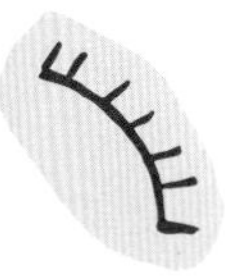

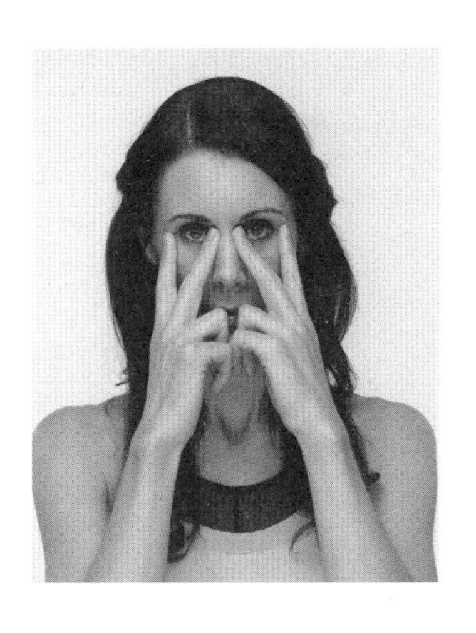

迷你“V”字

✻ 益处

此练习能锻炼眼轮匝肌[①]，促进眼部血液流动，让眼部皮肤看起来更光滑。

✻ 关键提示

在练习过程中尽量不要把眉间的皮肤向中间挤压，也不要挑眉。

1 双手中指置于内眼角旁、鼻梁上侧的凹陷处。微微屈曲食指，把它们放在外眼角旁，轻轻按压。

2 眼睛看向上方，用力眯起双眼，感觉要把下眼睑拉上去一样。此时你可以感觉到眼睛外侧的肌肉微微紧绷或颤抖。保持 3 秒，然后放松。练习 1 分钟，也可以适当缩短时间。

① 眼裂周围呈椭圆形的肌肉，具体分为眶部、睑部和泪囊部。——译者注

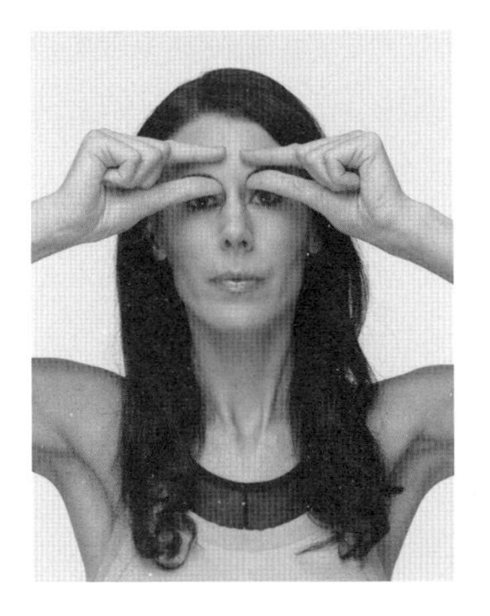

眉毛提拉术

1　双手食指和拇指捏住眉头，此时你能感觉到皮肤下面的肌肉，捏 3 秒。沿着眉毛的走向从眉头一路捏到眉尾，每次均捏 3 秒后再移位。

2　放下手指，回到起始位置，重复步骤 1。练习 1 分钟。如果闭上双眼练习让你感觉更加放松，就闭着眼做吧。

✻ 益处

此练习有助于减轻眉毛附近肌肉的紧张感，减少双眉间因承受压力而产生的表情纹。此外，此练习在短期内还能起提拉肌肉的效果，随着练习越来越规律，这一效果的维持时间将越来越长。

✻ 关键提示

切记，在练习过程中不要挑眉。

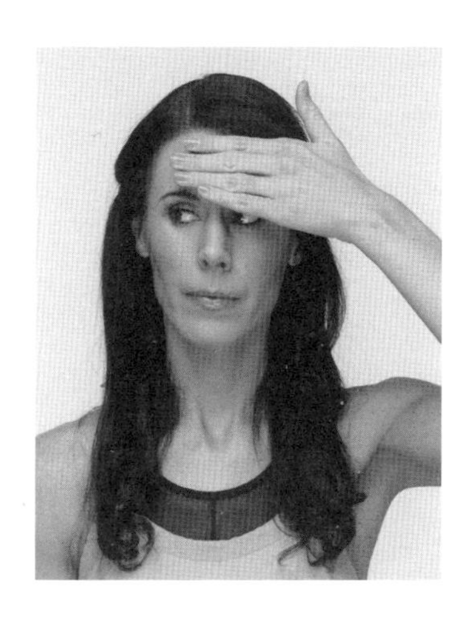

眼球作画

1 一只手掌心朝内放在额头上，施加足够的压力以防止眉毛扬起。眼球画圈，先顺时针转一圈，再逆时针转一圈。此时眼球应是面部唯一活动的部位。

2 接下来，眼球画钻石。先向上看，然后依次向右、下、左看，最后再看向上方。逆序再做一次。

3 尽可能瞪大双眼，保持 10 秒，注意不要挑眉。将眼球画圈、眼球画钻石和瞪大双眼这套动作再做一遍。总计练习 1 分钟。

✻ 益处

此练习有助于训练你在额头不动的状态下活动眼球，从而减少因表情造成的细纹。它还能充分提拉眼周，强化眼轮匝肌。

✻ 关键提示

此练习十分适合在眼睛感到疲劳或长时间盯着电子屏幕后做。

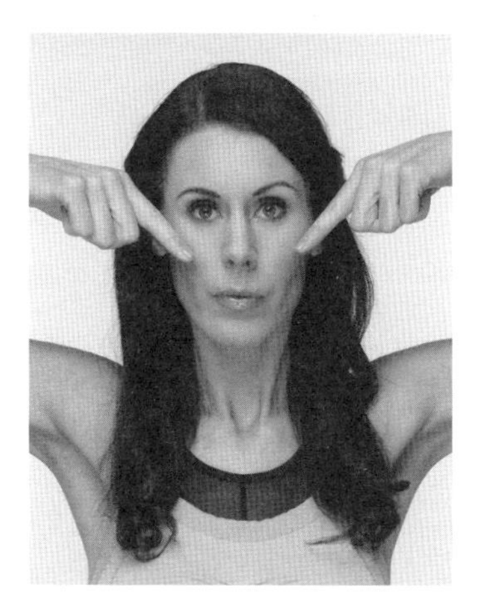

乌鸦式

1 食指指尖朝下侧放在脸颊上部，沿脸颊对角线由下而上滑动，直到指尖接触发际线。动作要像羽毛拂过面颊般轻柔。持续30秒。

2 回到起始位置，在原处轻柔地按压30秒。

✻ 益处

此练习有助于去除皮肤最外层的死皮，促进细胞更新。此外，此练习还可以缓解肌肉紧张，减少因压力引起的表情纹。

✻ 关键提示

可以在食指上涂抹一些植萃保湿精华液或眼霜来帮助滑动。

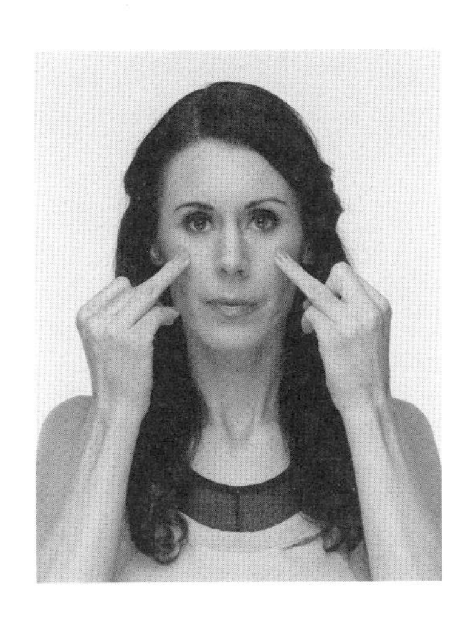

眼部排毒按摩

✻ 益处

此练习有助于促进眼部淋巴排毒和血液循环，从而预防和减轻黑眼圈和眼部浮肿。

✻ 关键提示

此练习特别适合刚起床的时候做，有助于缓解夜间形成的眼部浮肿。

1 用无名指的指腹轻柔地击打眼睛正下方的区域，一边击打，一边向内眼角移动。

2 继续击打，从内眼角击打至眉毛下方，并向外眼角移动，再击打至眼睛正下方，即起始位置。继续沿上述轨迹快速、轻柔地绕圈击打。持续练习1分钟。

我被爱着

I am loved

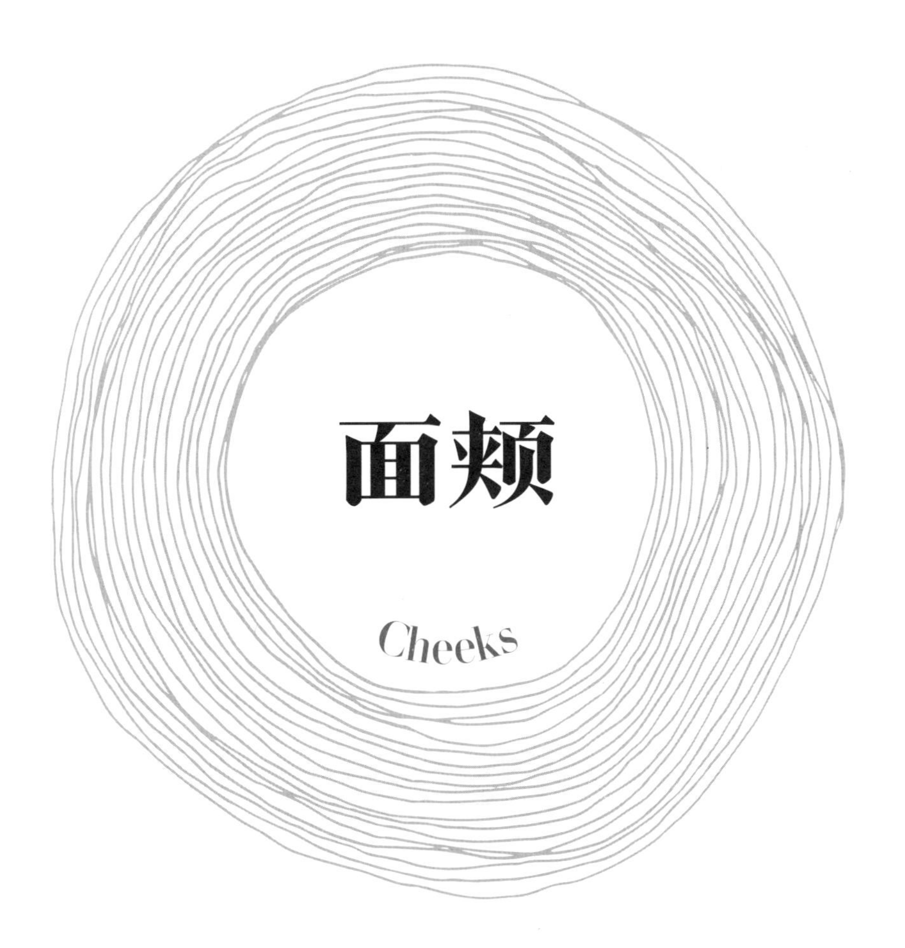

面颊

Cheeks

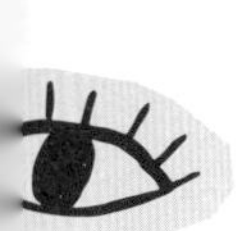
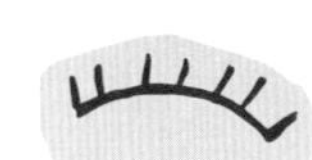
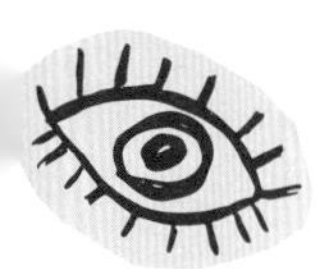

针对面颊的练习是面部瑜伽很重要的一部分内容。随着年龄的增长，面颊的脂肪组织逐渐萎缩，造成面颊下垂，使人看起来十分憔悴，且从鼻翼外缘延伸至嘴角的法令纹也逐渐加深。面颊脂肪组织和骨质的改变甚至会影响眼睛下方和下巴附近的面容。

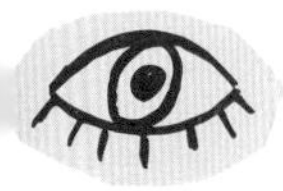

我们虽然不可能完全阻止上述变化发生，但可以通过强化和提拉面部脂肪组织里层的肌肉，“填充”皮肤下方的空间，使自己的面容看起来更健康、更年轻。接下来，我将介绍 2 个强化和提拉肌肉的技巧，以及 3 个可以让皮肤看起来更有光泽和活力的方法。

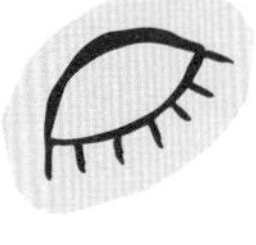

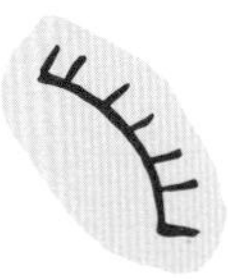

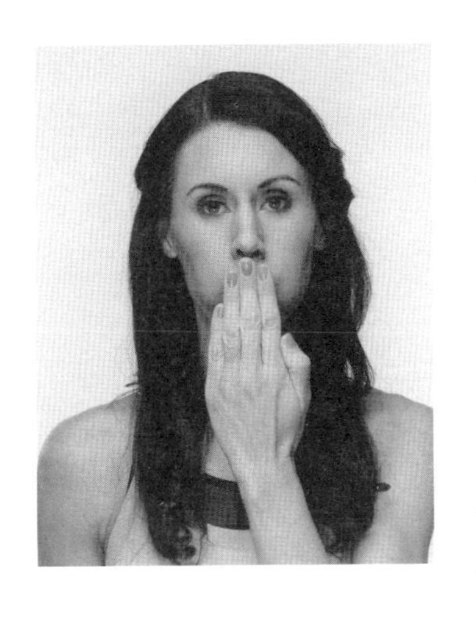

“仓鼠脸”进阶版

口中充满空气，双颊鼓起。一只手五指并拢，轻轻抵住嘴唇，确保嘴边的皮肤处于紧绷状态。对镜检查，确保嘴边的皮肤没有起皱。双颊轮流鼓气，通过鼻子进行呼吸。练习 30 秒，休息数秒后再练习 30 秒。可以逐渐延长单次练习时间，直至能连续练习 1 分钟（中途不需要休息）。

✻ 益处

定期做这项练习有助于锻炼面颊的肌肉。用手抵住嘴唇是为了让手与面颊的肌肉对抗，从而使面颊的肌肉得到更充分的锻炼。

✻ 关键提示

在刚开始锻炼面颊的肌肉时，你可能需要分次练习。不用担心，坚持下去，你肯定能连续练习 1 分钟。

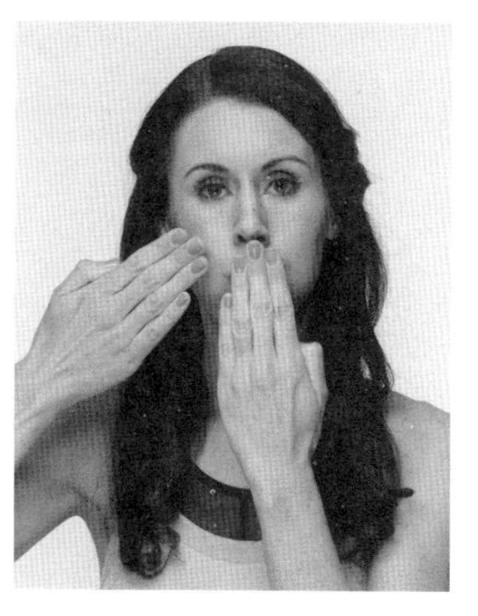

“河豚脸”进阶版

口中充满空气，双颊鼓起。一只手五指并拢，轻轻抵住嘴唇，确保嘴边的皮肤处于紧绷状态。对镜检查，确保嘴边的皮肤没有起皱。保持双颊鼓起，用另一只手拍打一侧的面颊 30 秒。两手交换位置，再拍打对侧面颊 30 秒。

✻ 益处

此练习既能提拉和强化面颊的肌肉，又能改善面颊的血液循环，唤醒皮肤的活力。

✻ 关键提示

尽可能拍打面颊的全部区域，不要只拍打一个地方。全程保持力道轻柔。

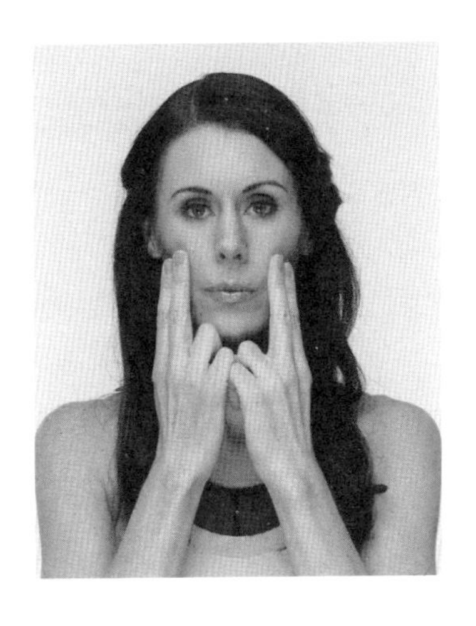

颧骨轻弹

1 双手食指和中指置于鼻翼两侧的颧骨下方，向内轻轻按压3秒，然后快速弹起。如此沿着颧骨由下向上不断轻弹。

2 弹至颧骨最外侧时，回到起始位置继续练习，总计练习1分钟。注意，只能由下向上练习。

✻ 益处

结束练习后，你的面颊会有美妙的温热的感觉。因此，这项练习能使你的双颊看起来更有光泽、更具活力。

✻ 关键提示

在面露倦容或皮肤暗沉时做这项练习，效果立竿见影。清晨练习效果尤佳。

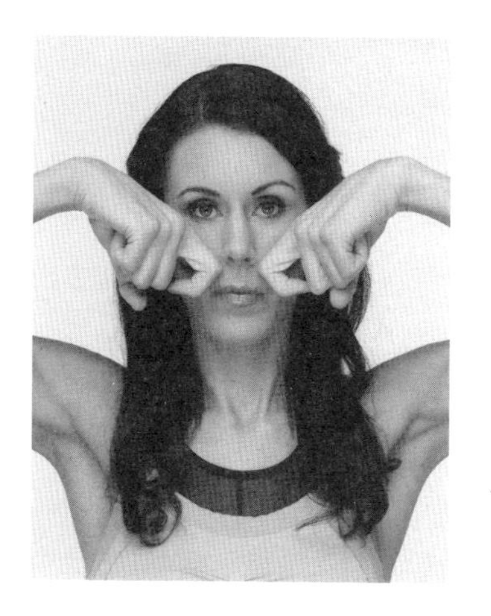

颧骨指关节按摩

双手食指屈曲呈钩状，指关节置于颧骨下方，轻轻按压，然后轻柔地沿着颧骨由下向上滑动。到达颧骨最外侧后，回到起始位置。注意，只能由下向上滑动。练习 1 分钟。

✻ 益处

这是一项能够释放面颊肌肉张力的绝佳练习，它还可以使你的双颊看起来更有光泽、更具活力。

✻ 关键提示

可以涂抹一些植萃保湿精华液来帮助手指更顺利地滑动。

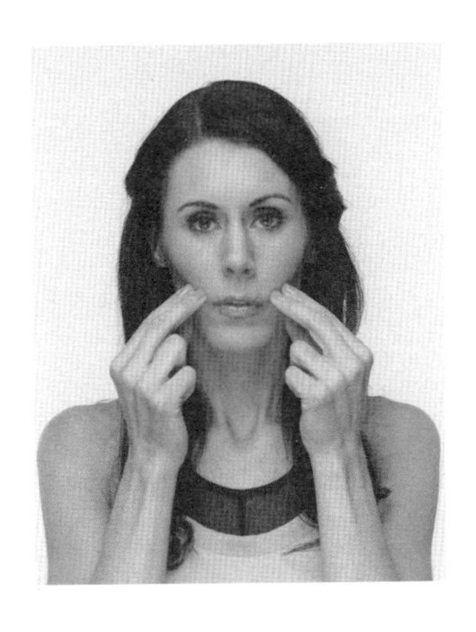

轻捏法令纹

✻ 益处

此练习能使法令纹周围的皮肤更饱满、更紧致。

✻ 关键提示

注意，要捏到肌肉层，不要仅仅捏皮肤。

1 双手食指、中指和拇指轻捏嘴角两侧的区域。之后，沿着鼻子和嘴角间的纹路（法令纹）一路向上捏，直到鼻翼外侧。回到起始位置，继续练习。注意，只能由下向上捏。练习 30 秒。

2 所捏区域相对嘴角向外移动 1 厘米。练习 30 秒。

我正
焕发光彩

I am
glowing

嘴部

Mouth

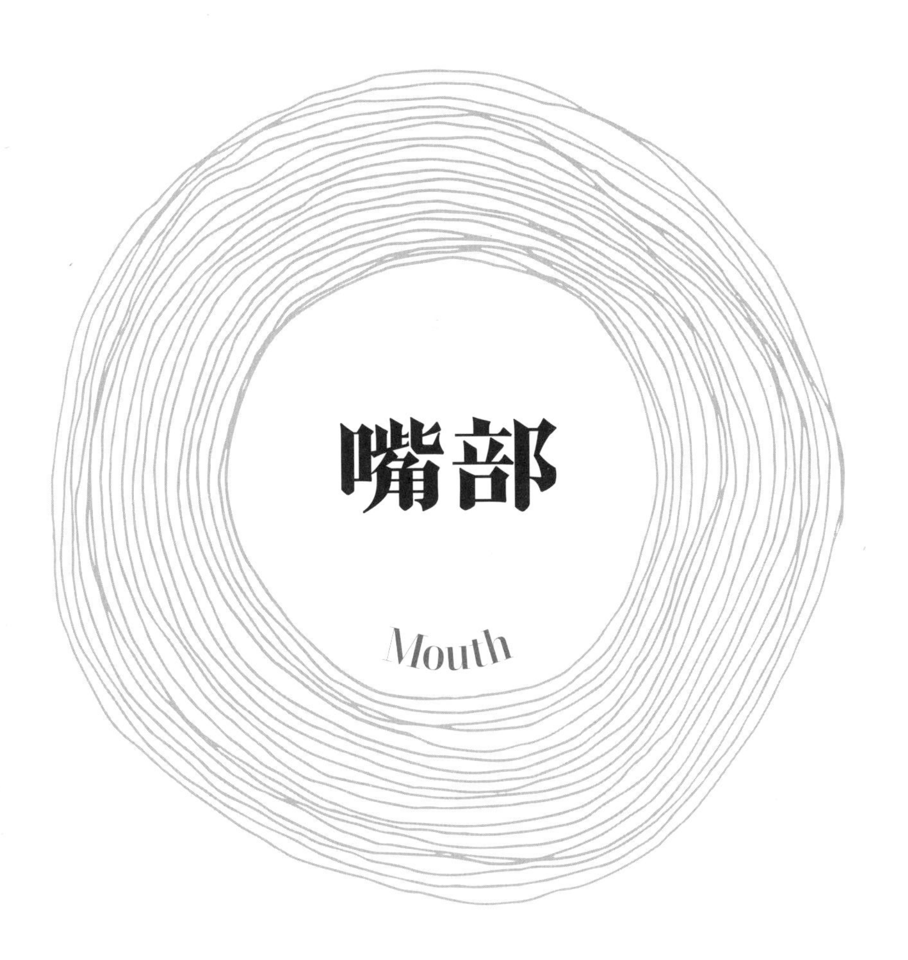

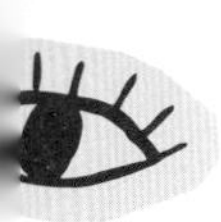
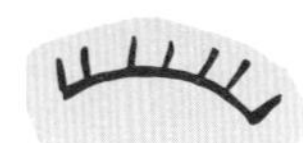
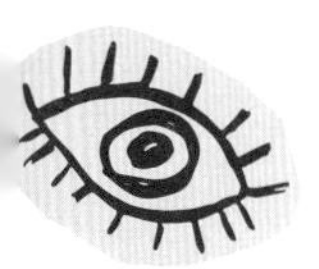
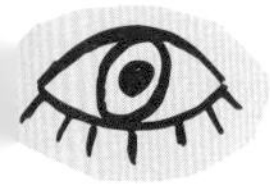

嘴部衰老主要表现在三大方面。第一，嘴唇边出现细小的竖纹，即吹火纹。第二，随着年龄的增长，嘴唇逐渐变薄——部分原因是胶原蛋白流失，同时也与透明质酸及水分流失有关。第三，法令纹和木偶纹加深。

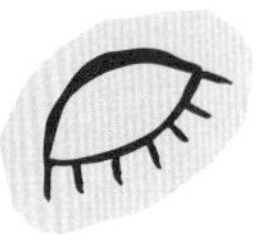

我在下面即将介绍的“绕舌法”和“吹口成方”有助于增强嘴部肌肉的力量，支撑并提拉嘴部皮肤。“雨滴式”则可以很好地抚平法令纹和木偶纹，而“唇上画圈”和“丰唇法”可以帮助你抚平唇纹，保持嘴唇的紧致和饱满。

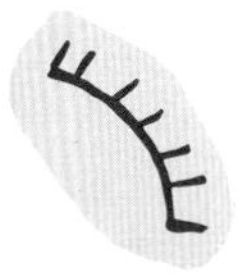

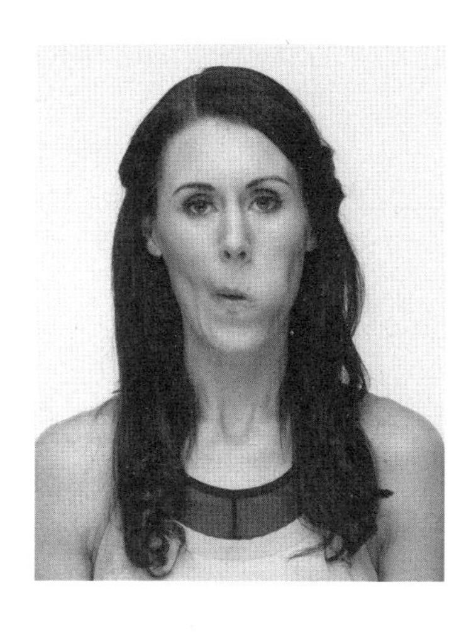

绕舌法

1 轻轻闭上嘴巴。舌头顶住口腔一侧的内壁，然后沿着嘴唇在口腔内壁上画圈，速度一定要慢，并且舌头尽可能往外顶。练习30秒。

2 反方向画圈30秒。充分放松嘴部肌肉，同时通过鼻子深深地呼吸、吐纳。

✻ 益处

此练习能够锻炼口轮匝肌[①]，使其变紧实的同时达到减龄的效果。

✻ 关键提示

舌头移动的速度越慢，你越能感受到练习的效果。如果练习的过程中感觉舌头疼痛，不要担心，这是很正常的现象。

---

① 环绕口裂的环形肌。口轮匝肌收缩时闭口，并使唇与牙贴紧。——译者注

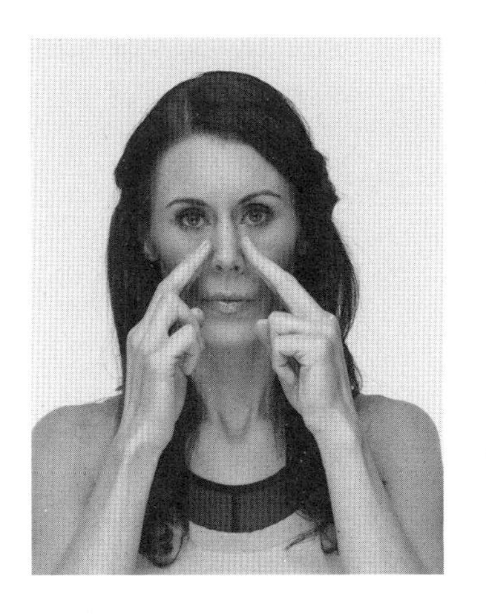

雨滴式

✻ 益处

此练习可以预防和消除鼻子和嘴唇间的微笑纹，强化嘴巴周围的肌肉。

✻ 关键提示

手指向下滑动的过程中轻柔地施力，向上滑动的过程中力道稍微加大。

1 嘴唇并拢并放松，双手食指置于鼻翼旁（如图所示）。用指腹分别轻柔地向下、向外滑动，滑至嘴角后转而向内，直到在嘴唇下方相遇。想象自己在用食指画雨滴。接下来，轻柔地用力，沿着同样的路线反方向向上滑动。练习30秒。

2 张大嘴巴，使其呈O形，轻抿嘴唇使其包裹牙齿，按照步骤1的方法继续按摩30秒。

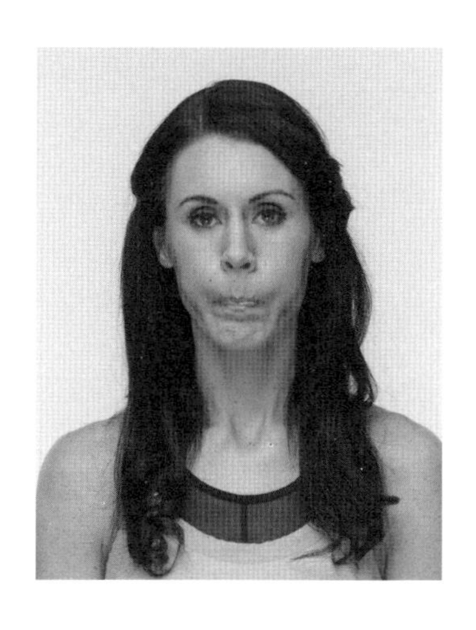

吹口成方

1 涂上唇膏，闭上嘴巴，上嘴唇与鼻子之间的部位鼓起。保持 3 秒，其间用鼻子进行呼吸。

2 口中的空气依次转移至一侧脸颊、下嘴唇与下巴之间、另一侧脸颊，在每个位置均保持 3 秒。之后，口中的空气再次回到起始位置，这一次反方向转移口中的空气。练习 1 分钟。

✻ 益处

此练习有助于锻炼面颊和嘴部的肌肉，从而起提拉和收紧皮肤的效果。

✻ 关键提示

如果你发现练习的过程中嘴唇周围出现细纹，没关系，用手指抚平皮肤即可。

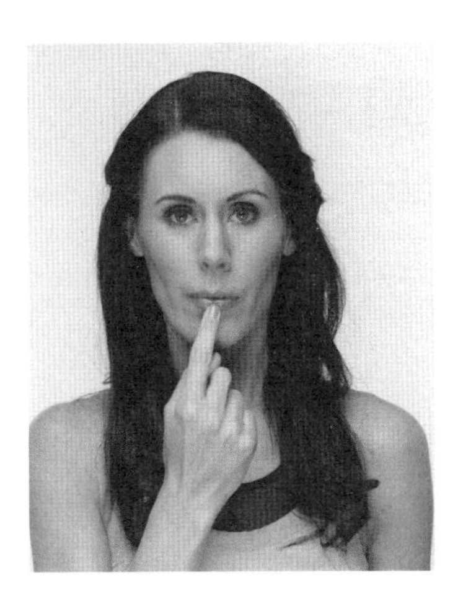

唇上画圈

涂上唇膏，食指在嘴唇上画小圈按摩，在每一个点位按摩 3 小圈，一个点位按摩完后微微滑动手指至下一点位，直到绕嘴唇滑动按摩一周。回到起始位置后，再反方向画小圈按摩一周。练习 1 分钟，结束后涂抹唇膏。

✻ 益处

此练习有助于改善嘴唇的血液流动，让双唇看起来更光滑、更饱满，还可以淡化唇纹。

✻ 关键提示

练习结束后需去除唇部死皮。你可以购买现成的唇部去死皮产品，也可以将少量橄榄油和食糖混合后使用。

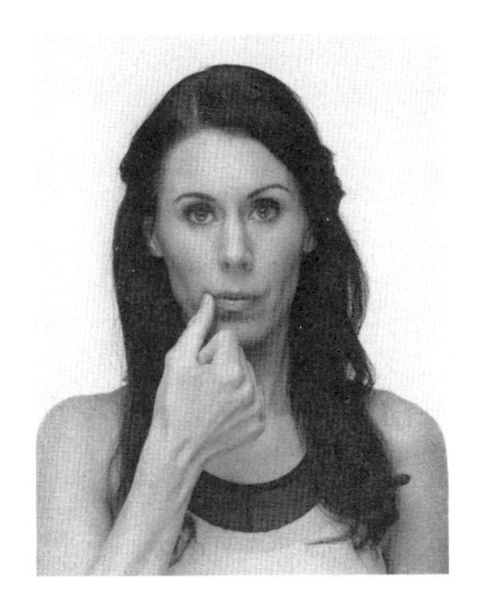

丰唇法

1 涂上唇膏，拇指放在嘴角处，采用按压—弹起的方式沿着嘴唇边缘（嘴唇与面部皮肤相接处）按摩一周。

2 反方向按摩一周。注意：按摩嘴唇下缘时，拇指向下弹开；按摩嘴唇上缘时，拇指向上弹开。练习 1 分钟，结束后涂抹唇膏。

✻ 益处

此练习有助于促进新鲜血液和氧气流向嘴唇周围的皮肤和肌肉。

✻ 关键提示

日常生活中尽量不要舔嘴唇。唾液中的消化酶会使嘴唇迅速失水变干。

我的美
由内而外
散发

I am

beautiful inside and out

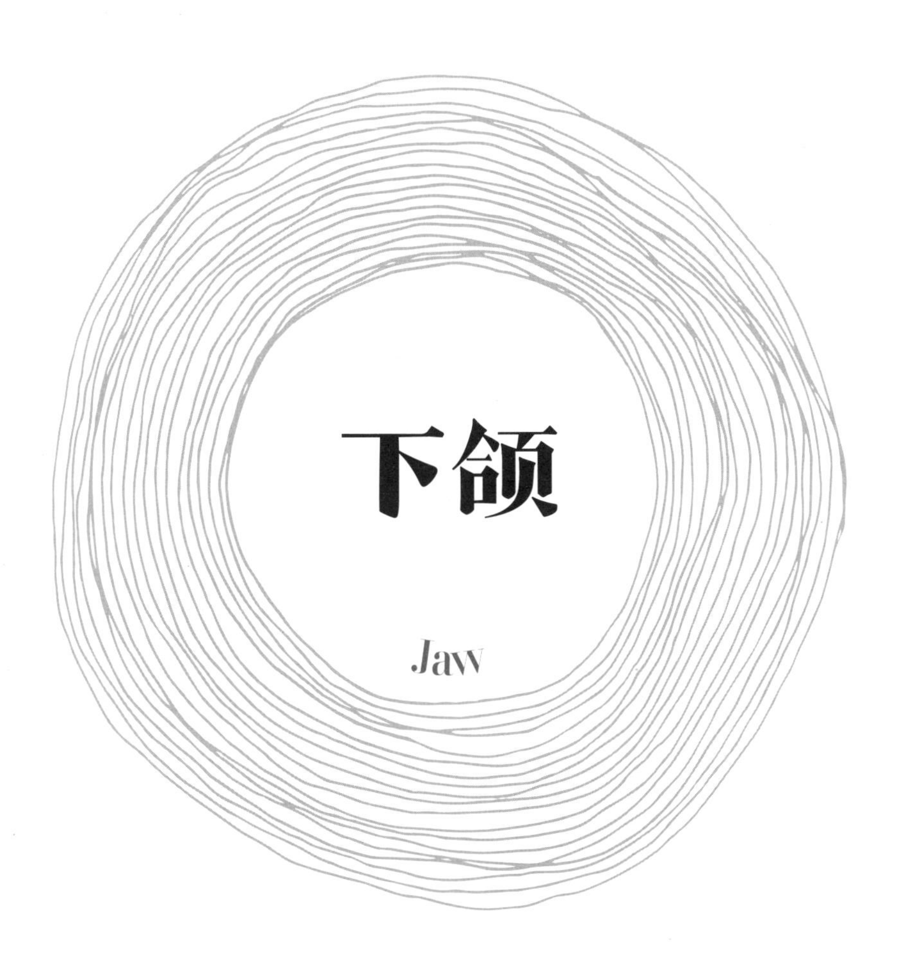

下颌

Jaw

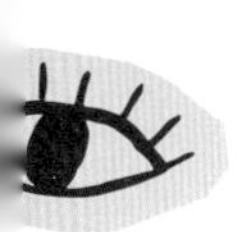
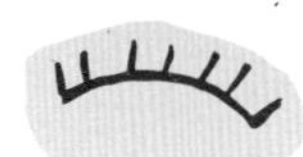
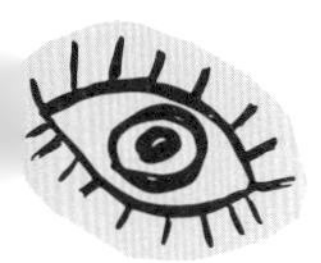
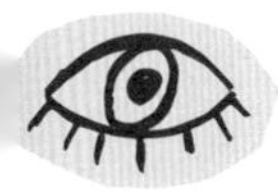

下颌往往因承受压力而处于紧张状态。我们常常无意识地咬紧牙齿或绷紧嘴唇，导致咬肌紧张、牙齿磨损、颞下颌关节紊乱综合征（表现为控制下颌运动的肌肉和关节出现疼痛等）和头痛。

随着年龄的增长，人下颌的皮肤容易松弛、下垂，出现火鸡纹和双下巴。脂肪的堆积使得下颌线看起来不再精致。在“面部瑜伽与你”这一章中，我已经介绍了一些针对上述问题的练习，下面即将介绍的5项练习也能很好地帮助你缓解下颌的紧张感，提拉皮肤，改善皮肤状态。

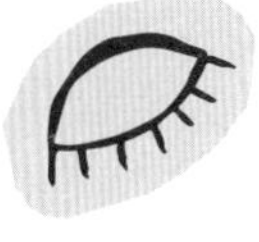
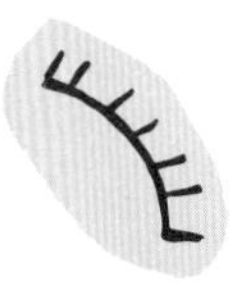

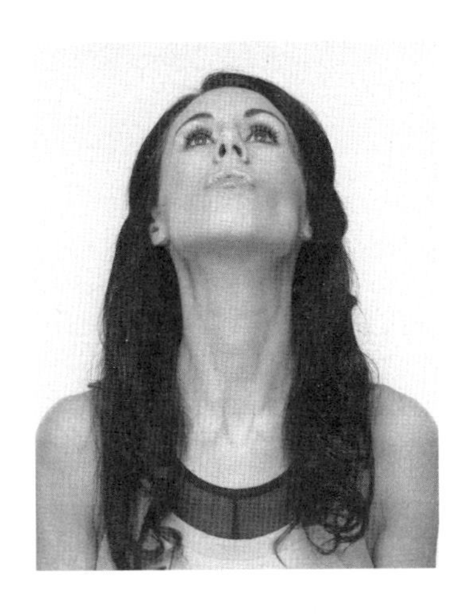

噘嘴式

尽可能向后仰头，以自己感觉舒适为宜，注意不要让颈部产生紧张感。噘嘴，但是不要用力挤压嘴唇，以防唇边出现细纹。保持30秒。然后重复张嘴和闭嘴的动作，练习30秒。

✻ 益处

此练习有助于锻炼并塑造下面部的多块肌肉，收紧并提拉相应部位的皮肤。

✻ 关键提示

注意，张开嘴巴时两侧张开的幅度应保持一致，你可以通过下颌的感觉来判断，也可以对镜检查。

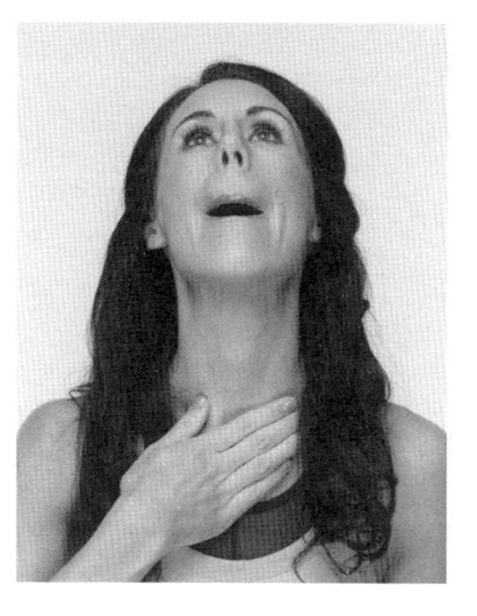

锁骨按压

尽可能向后仰头，以自己感觉舒适为宜。张开嘴巴使其呈微笑状，此时感觉双颊有提拉感，轻抿嘴唇使其包裹牙齿。一只手放在锁骨上以产生对抗，增大肌肉锻炼的强度。保持 30 秒。休息片刻，再练习 30 秒。如果发现脸颊出现细纹，可以将锁骨上的手放下，代而用双手抚平脸颊上的细纹。

✻ 益处

此练习非常适合用于下颌线、颈部和面颊线条的塑造，长期练习还可以提拉颈部皮肤。

✻ 关键提示

练习过程中要注意大脑和肌肉的“沟通”，关注肌肉的锻炼和雕塑。练习时，你的精神应该是“强大而放松”的。

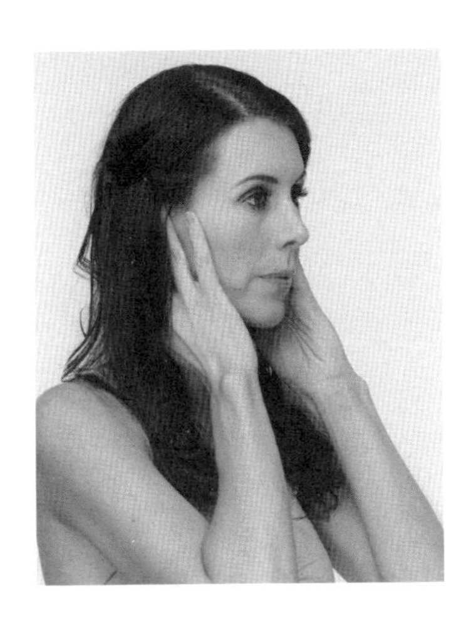

耳边梳

双手的无名指和小指置于耳朵前方，中指和食指置于耳后。手指微微施力，沿着脖颈向下滑动。如此练习 1 分钟。

✻ 益处

此练习能促进面部淋巴积液通过锁骨上淋巴结排出，而存在淋巴积液正是面部浮肿、肤色暗沉的原因。此练习所用的舒缓手法还有助于放松下颌。

✻ 关键提示

非常轻柔地按摩是此练习的关键。淋巴管位于皮肤的真皮层，因此相比脂肪组织和肌肉，它更靠近皮肤表层。切记，按摩时不要过于用力，不用深入至肌肉。动作一定要轻，要非常缓慢地向下按摩。

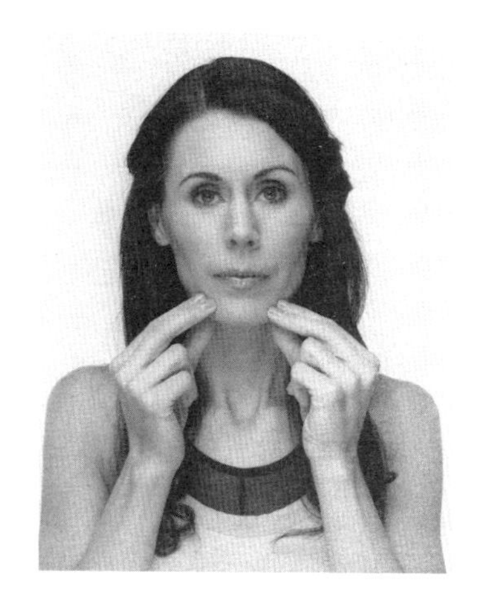

下颌雕塑

1 双手拇指、食指和中指并拢，轻轻揉捏下巴，并沿着下颌线一路向上捏（不断捏起、松开，捏起、松开），一直捏至耳边。练习30秒。注意，方向始终向上。

2 双手拇指指腹并排置于下巴边缘，之后各自沿相应侧的下颌线向上滑动按摩，直至耳边。回到起始位置，重复进行滑动按摩。练习30秒。

✻ 益处

此练习可以很好地预防和缓解下颌肌肉紧张，减轻下颌疼痛，解决因压力过大引起的磨牙问题。它还有助于改善下颌肌肉的血液循环，让下颌看起来更紧致。

✻ 关键提示

注意，将肌肉和皮肤一同捏起，以便刺激皮肤的每一层（不要仅仅拉扯皮肤）。在沿着下颌按摩时，确保手指保持滑动状态，你可以在手指上涂抹少量植萃保湿精华液。

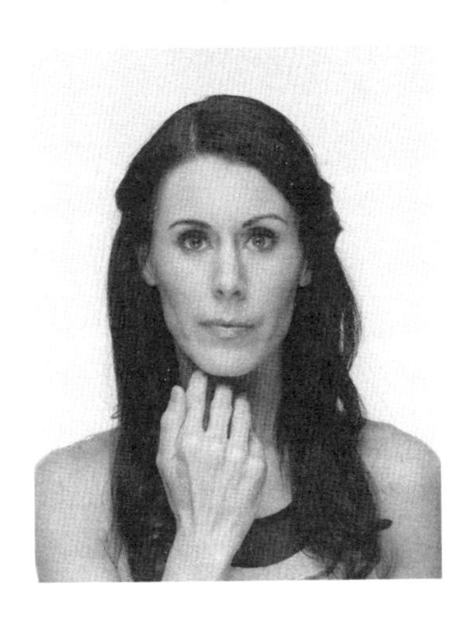

颌上漫步

用一只手的食指、中指和无名指的指尖一起敲打下巴下侧区域（如图所示），一边敲打一边向上移动，一直敲打到耳垂附近，再一边敲打一边沿原路返回至下巴下侧区域。做对侧练习。总计练习1分钟，其间面部其他地方保持放松。

✻ 益处

此练习可以促进面部血液循环，让面部看起来更有光泽，还有助于收紧下颌肌肉。

✻ 关键提示

如果希望同时拉伸颈部，让下颌得到更充分的锻炼，你也可以轻轻向后仰头。

我的内心
充满喜悦

I am
full of Joy

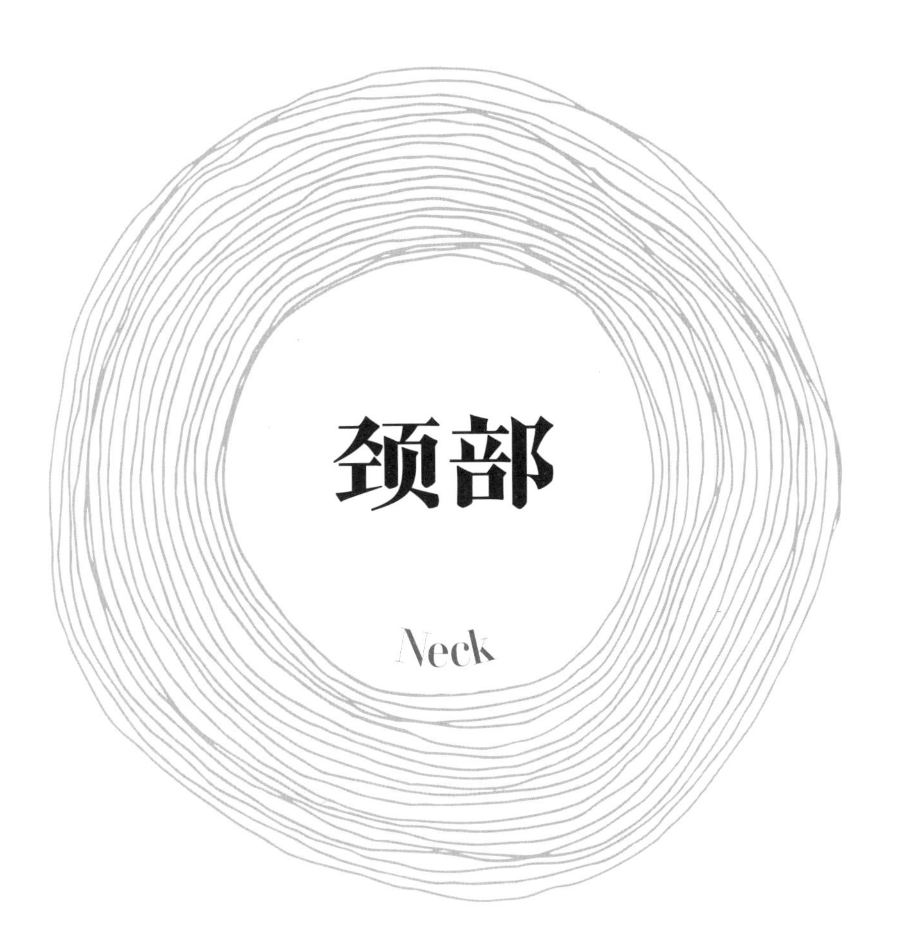

颈部

Neck

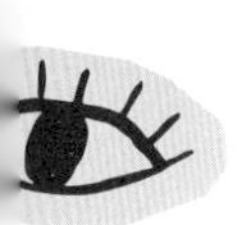
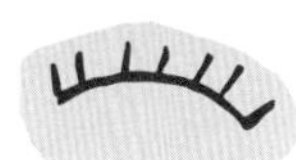
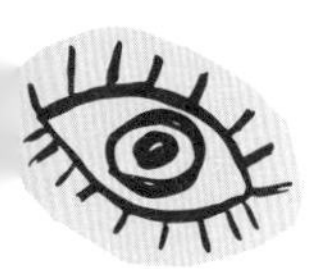

颈部衰老的原因有许多。胶原蛋白和弹性蛋白的流失会使颈部肌肉松弛，肌肉在重力的作用下逐渐下垂。经常低头玩手机会导致颈部出现皱纹。我们在护肤（洁面、使用爽肤水、补水、去角质和防晒）时，也常常忽略颈部薄薄的皮肤。

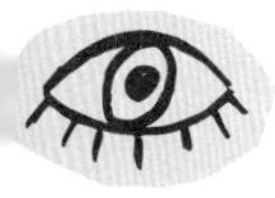

颈部肌肉很容易紧张。预防和缓解颈部肌肉紧张不仅有缓解疼痛的作用，还有助于缓解面部肌肉的紧张感，让面部更紧致。颈部有多个重要的淋巴结，因此针对颈部的瑜伽能够促进淋巴排毒，帮助面部皮肤重获光彩。接下来，我将为你介绍促进淋巴排毒的基本技巧、放松肩部的方法，以及放松、提拉和按摩颈部的方法。

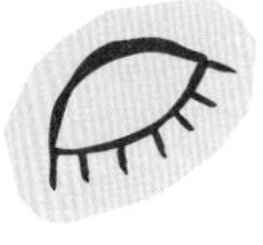

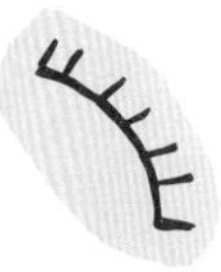

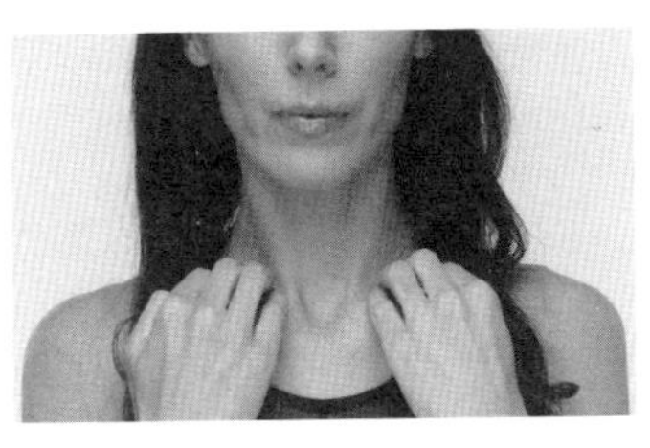

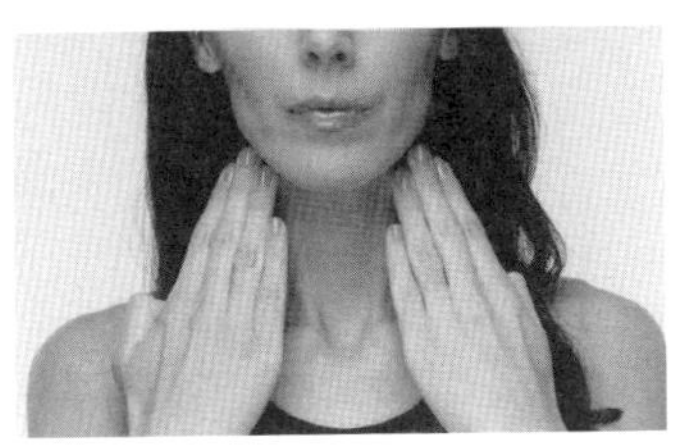

淋巴排毒术

1 双手除拇指之外的四指并拢，指尖分别置于对应侧锁骨上方的凹陷处。轻轻按压，然后弹开。每秒按压1次，有节奏地按压20秒。

2 双手手指并拢置于脖子两侧最上方的位置。像羽毛拂过般轻柔地沿着脖子向下抚摸，一直轻抚至锁骨处。注意，不要拉扯皮肤。回到起始位置，再次向下轻抚。练习20秒。

3 重复步骤1。

✻ 益处

此练习有助于疏通堵塞的淋巴管，消除面部浮肿，使皮肤更有光泽，更轻盈透亮。此练习还可以让鼻子和嗓子更通畅，缓解腺体的肿胀。

✻ 关键提示

如果时间允许，你可以把每一步的动作都练习2分钟。如果长期练习且动作轻柔，那么促进淋巴排毒的效果会更好。记住，动作越轻越好。

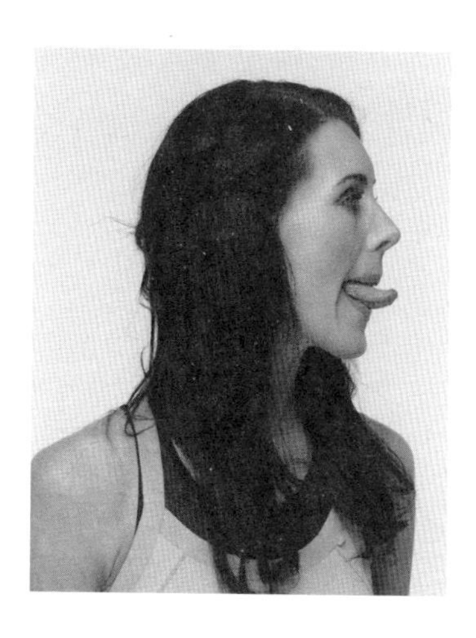

壁虎式

1　将头转向一侧，下巴轻轻向上抬起。尽可能向外伸出舌头，保持15秒。做对侧练习。

2　重复步骤1。

✻ 益处

此练习有助于提拉并收紧颈部两侧和下颌的肌肉。

✻ 关键提示

在转头的同时将下巴轻轻朝天花板的方向抬起，这样能获得更好的练习效果。

头部扭转

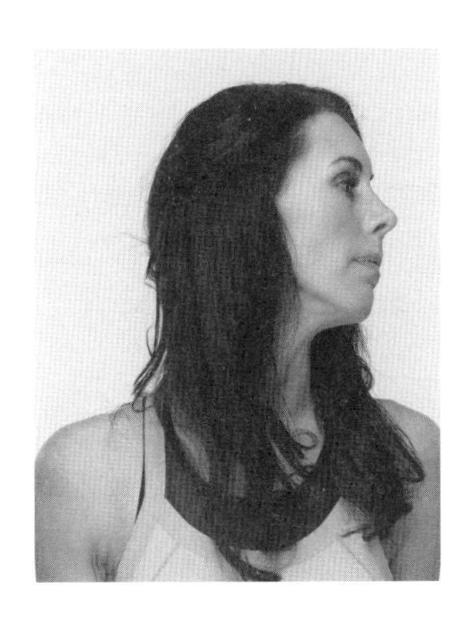

✻ 益处

此练习可以预防并缓解颈部肌肉的紧张感，让你感觉身心舒适、压力减轻，体态也能得到改善。

✻ 关键提示

要想更好地缓解脖子后侧肌肉的紧张感，你可以在练习时轻轻张开嘴巴。

1 下巴向胸口收拢，左右转动下巴，感受颈部两侧和后侧的拉伸感。练习 30 秒。

2 头摆正，先顺时针转动 3 圈，再逆时针转动 3 圈。注意，如果感觉不适，就跳过这一步，患有颈部疾病的人尤其要小心。

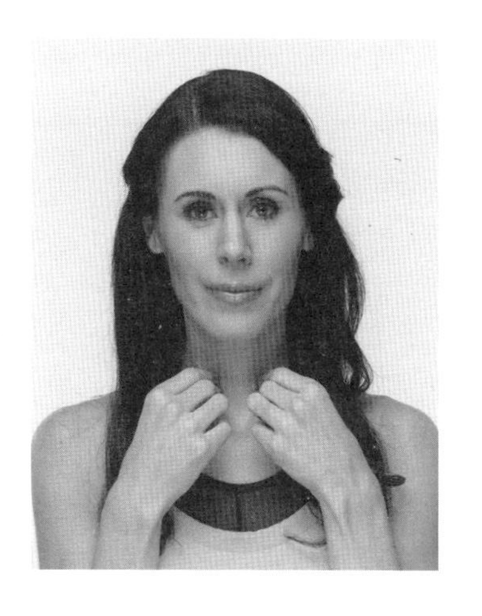

捏脖子

双手食指、中指和拇指轻捏脖子下缘、气管两侧的区域。注意，不要捏扯皮肤，应向下捏到肌肉。一边捏，一边向上移动，每一个点位都轻捏两次。之后，双手之间的距离增加 2 ~ 3 厘米，重新从脖子下缘开始慢慢向上轻捏。总计练习 1 分钟。

✻ 益处

此练习有助于抚平颈部皮肤，使其更紧致。轻捏的动作可以促进新鲜血液、养分和氧气进入皮肤表层，帮助皮肤排毒。

✻ 关键提示

捏的动作应是轻柔的，但要捏到肌肉层。也就是说，要向深处捏，而不是拉扯皮肤。你要始终记住，颈部皮肤很薄弱，要避免自己的动作对它造成伤害。

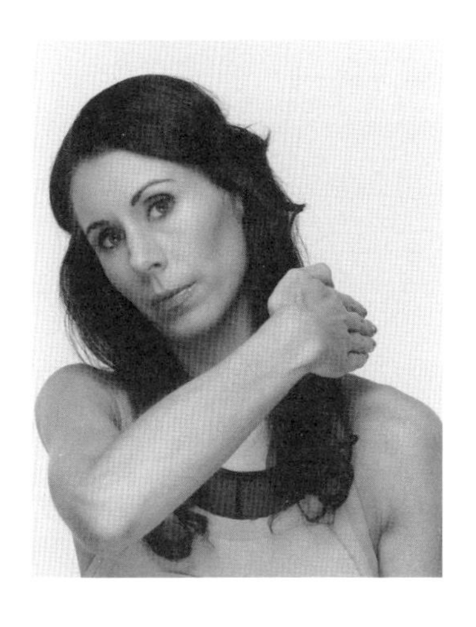

肩部下劈

---

1 头歪向右侧，右耳靠近右肩。用右手侧面敲打或者劈打左肩与颈部相连的位置，持续 20 秒。之后，用右手侧面沿着肩膀抚摸 10 秒。

2 做对侧练习。

✻ 益处

此练习有助于缓解肩部和颈部肌肉的紧张感，改善这两个部位关节的活动度和体态。

✻ 关键提示

在练习的过程中搭配能够放松肌肉的天然精油，效果更好。

我很自信

I am confident

由内而外
焕发美丽

Beauty lies within

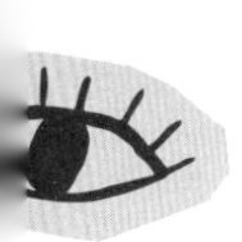
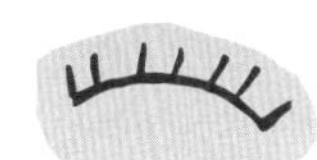
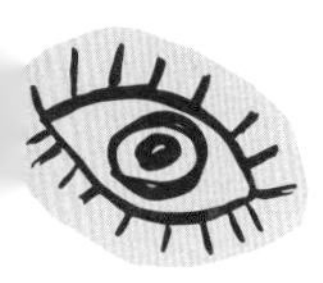

面部运动、面部肌肉按摩、面部穴位按摩、面部放松都十分重要，但要想获得期望的美容效果，从饮食、进行自我照护到保持身心健康，你的生活方式也发挥着重要作用。

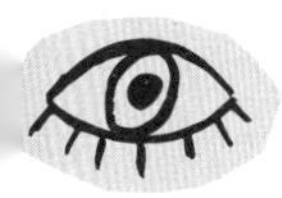
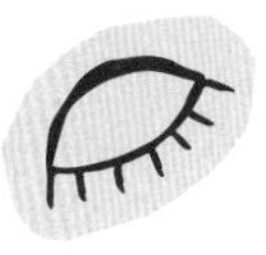
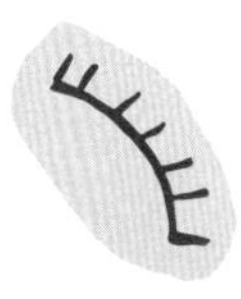

人如其“食”

就保持皮肤健康而言，健康饮食与做面部瑜伽同样重要。生活方式健康与否决定了皮肤是焕发光彩还是暗沉脆弱。多吃健康的天然食物、少吃不健康的食物可以帮助你由内而外变美。

应避免食用的食物

有研究表明，精制糖、酒精和咖啡因会导致面部衰老，并对人的整体健康造成负面影响。少吃油炸的和精加工的食品十分重要。个体之间存在差异。对一些人来说，乳品、面食和肉类可能对皮肤和整体健康无益，但另一些人却可以很好地享用这些食物，将它们作为健康均衡饮食的一部分。在未经专业的医疗人员同意之前，不要轻易剔除饮食中的某一类食物。如果你已经确定某些食物会影响你的皮肤，那么在剔除这些食物的同时要找到营养成分相当的替代食物，避免造成营养缺乏。

让皮肤“喝饱水”

在练习面部瑜伽时，为了获得更好的效果，水分摄入充足很关键。多喝水有诸多益处，如促进淋巴排毒和血液循环，使皮肤更清透、更光滑。多喝水有助于滋养缺水的皮肤，使它不再干燥，皱纹也就没那么明显了。

你可以在早上准备 2～3 升（具体取决于饮食、运动量等）水，并计划在一天内喝完，这样你就清楚自己一天的饮水量了。相比一次喝大量水，小口慢饮效果更佳。

推荐的食物

接下来我将列举一些可以让皮肤焕发光彩、增强面部瑜伽练习效果、维持整体健康的食物。你可以在每日的饮食和 / 或护肤流程中加入这些食物，由内而外滋养皮肤，使皮肤更有活力。

有助于皮肤补水的食物

西瓜的含水量高达 92%，因此它是补水效果最好的水果。西瓜还含有钾、镁、钠等必需营养素。此外，它还富含合成胶原蛋白所需的维生素 C，以及可以与防晒霜共同发挥作用、使皮肤免于光损害的 β－胡萝卜素和番茄红素。

菠菜富含具有抗氧化作用的维生素 A，而维生素 A 有助于保持皮肤细胞健康，促进皮肤修复。菠菜中的维生素 C 可以促进胶原蛋白合成，而且其中的维生素 K 有助于强化血管，缓解黑眼圈和皮肤炎症。

桃子很适合加入日常饮食，它能使皮肤更水润、更

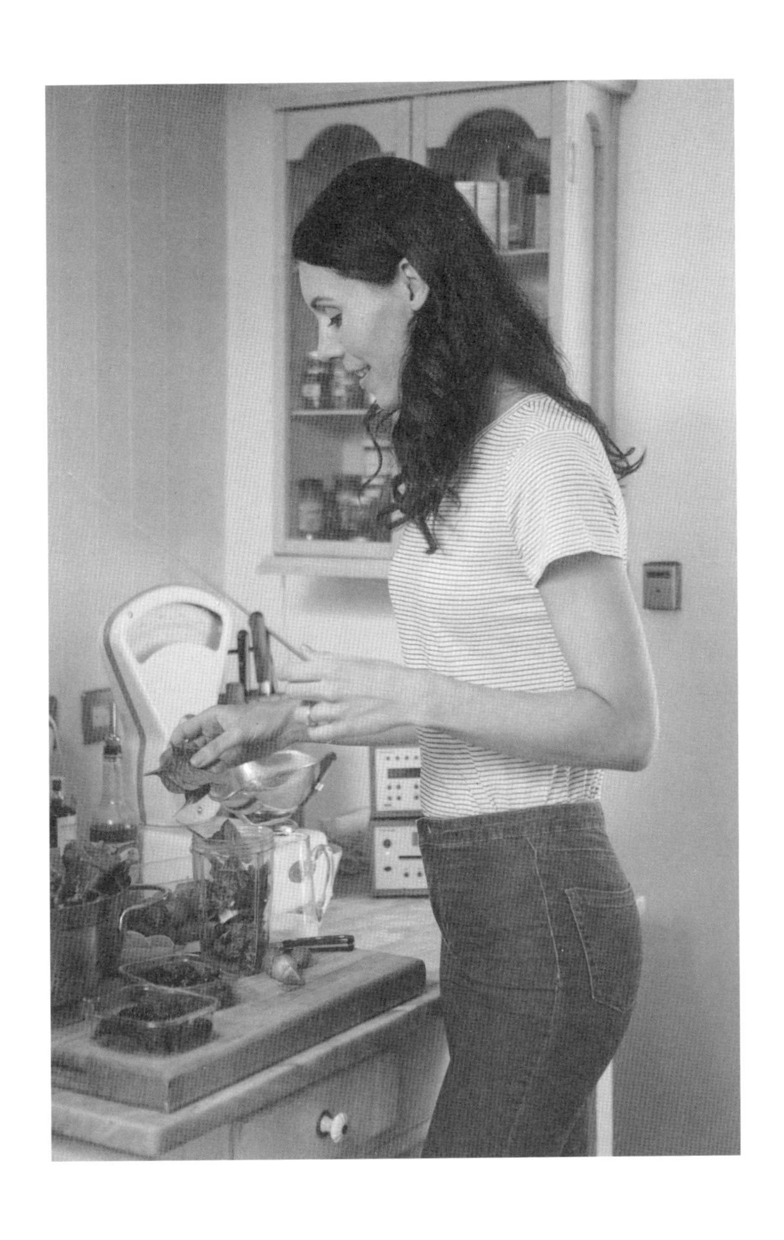

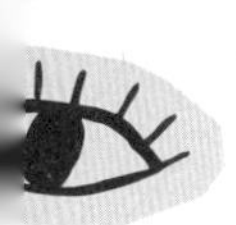
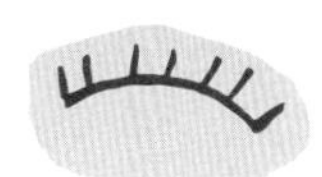
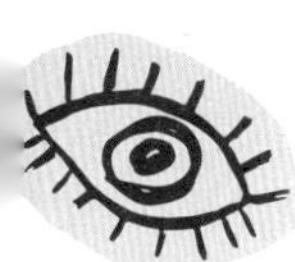

紧致。桃子的含水量为89%，它因富含维生素C而有助于促进胶原蛋白合成、抵御自由基的伤害。此外，桃子还含有对皮肤有益的钾和锰。

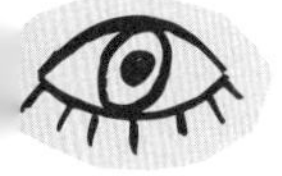

椰子水电解质含量较高（电解质对健康十分有益，有维持体液平衡等功能）。有研究已经证明，在运动后喝椰子水比喝水的补水效果好。椰子水还富含抗氧化剂，可以帮助皮肤抵御自由基的伤害。

黄瓜是水分含量最高的蔬菜，因此它对皮肤十分有益。因为能够促进眼部皮肤新陈代谢，所以黄瓜在美容界一直备受赞誉。我至今还未找到比黄瓜更好的能为眼部皮肤降温、补水、消肿的食物。

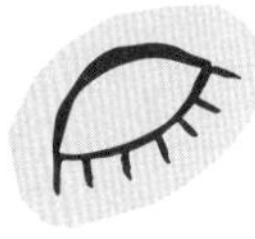

有助于提拉皮肤的食物

兵豆是植物蛋白的优质来源，可以为皮肤中的胶原蛋白和皮肤下的肌肉提供养分。兵豆营养丰富，烹饪方式多种多样。它富含维生素和矿物质，如有助于缓解肌肉紧张、改善睡眠质量、强化神经系统的镁。

藜麦蛋白质含量很高（每杯含蛋白质11克），它因含有全部必需氨基酸而成为我最喜欢的食物之一。它不含麸质，血糖指数[①]低，富含膳食纤维，且维生素和矿物质含量高得惊人。

坚果是ω-3脂肪酸的优质来源，具有提拉面部皮肤、减轻炎症等诸多作用。许多坚果都含有能够修复皮

① 用于衡量食物引起的餐后血糖反应的指标。——译者注

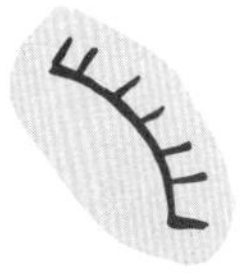

肤的维生素 A、维生素 E、锌和硒。坚果还富含蛋白质，其中巴旦木的蛋白质含量名列前茅，每杯巴旦木的蛋白质含量高达 30 克。

酸奶是简单易得的天然面膜。酸奶含有大量乳酸（α-羟基酸的一种），因此它是天然的去角质产品，可以促进皮肤新陈代谢，使皮肤看起来更加光滑、紧致。酸奶还含有锌和益生菌，有抗炎、修复和镇静皮肤的益处。你可以在脸上厚厚地涂抹一层酸奶，20 分钟后用有机化妆棉蘸着温水将其洗去，然后涂抹爽肤水和保湿化妆品。

有助于提亮肤色的食物

莓果是抗氧化剂含量最高的一类水果。抗氧化剂可以帮助皮肤抵御自由基的伤害。有研究表明，莓果可以抑制参与皮肤中胶原蛋白分解的酶的合成。

番茄含有丰富的番茄红素。有研究表明，番茄红素可以帮助皮肤抵御阳光中的紫外线。番茄还富含维生素 C 和维生素 A，它们都是维持皮肤健康所需的重要营养素。

胡萝卜是维生素 A 和维生素 C 的优质来源，这两种营养素对皮肤容易干燥、长湿疹或痤疮的人来说十分重要。胡萝卜所含的类胡萝卜素还能修复皮肤，对眼睛也十分有益。

牛油果富含维生素 A、维生素 C、维生素 E、钾、必需脂肪酸和卵磷脂（一种可以“锁住”皮肤水分的脂质）。有研究表明，牛油果所含的油酸对干燥、敏感的皮肤十分有益，能起补水、镇静的效果。

麦卢卡蜂蜜是能够滋养皮肤的天然的面膜。有研究表明，麦卢卡蜂蜜对清洁皮肤、治疗痤疮和缓解皮肤炎症十分有益。还有研究发现，麦卢卡蜂蜜有补水的功效，甚至可能有一定的抗衰功效。在经过清洁的皮肤上涂抹一层麦卢卡蜂蜜，15 分钟后用有机化妆棉蘸着温水将其洗去即可。

有助于清洁皮肤的食物

生姜含有姜酚等抗炎物质，能保护关节和神经。生姜还富含抗氧化剂，可以帮助皮肤抵御自由基的伤害。

橄榄富含维生素 E，可以保护皮肤免受紫外线辐射和污染物的伤害。橄榄和橄榄油有抗炎的功效，因此能够清洁皮肤。

蘑菇含有丰富的 B 族维生素，对恢复精力、减轻压力、缓解炎症都十分重要。蘑菇还含有能够补水保湿的多糖、有益皮肤健康的维生素 D，以及有助于皮肤更新修复的抗氧化剂。

羽衣甘蓝是一个人身心的“营养加油站”。为了获得健康、拥有有光泽的皮肤，我推荐你多吃羽衣甘蓝，其中的 ω-3 脂肪酸和 ω-6 脂肪酸比例均衡。对皮肤而言，它有抗炎、润滑和补水的作用。羽衣甘蓝还含有丰富的维生素 K，因此对保持骨骼健康十分有益。含有丰富的抗氧化剂也使得羽衣甘蓝成为呵护皮肤的理想食物。

爱自己

当你看向镜子时，你首先想到的是什么？请你诚实地面对自己内心的想法。你是否对镜中的面孔有诸多不满？如果你的答案是肯定的，不必担心，对自己的面貌不满的不是你一个人。我们误将自己内心的那些负面想法当作事实，其实它们只是个人的想法而已。但是，这些负面想法会对我们的身心健康造成影响（体现在日常生活的方方面面），有时这一影响甚至是毁灭性的。

帮助自己消除负面情绪、学会爱护自己的一个有效方法是，列一份“自爱清单”。你只需列出 10 条自己身上你喜欢甚至热爱的特质，其中至少有 5 点要与面部容貌有关。如果你在列清单时遇到困难，可以向朋友、伴侣或家人寻求帮助。列完后把清单放在你每天都可以看到的地方。

照顾好自己

“我要好好照顾自己。”当你大声说出这句话时，你有什么感觉？也许你会想：“是的，这是如此重要，我为照顾好自己付出了许多努力。”又或者你会立刻意识到

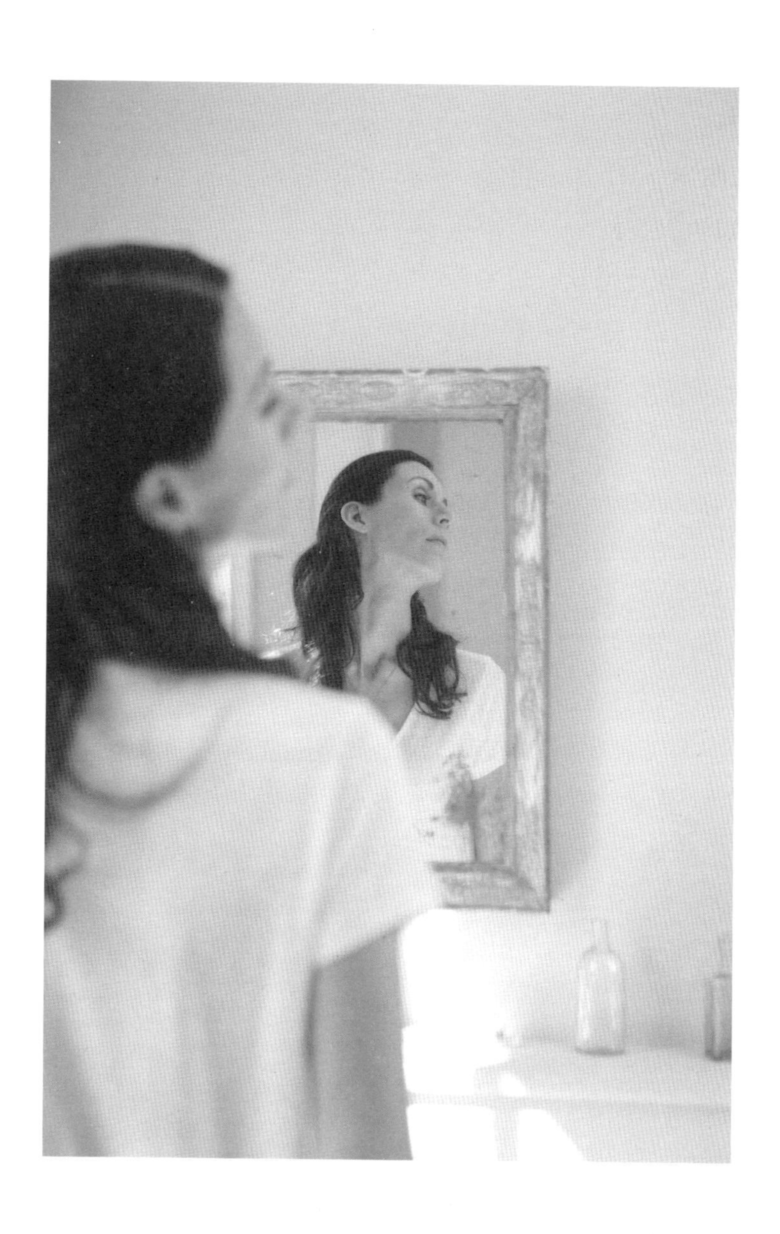

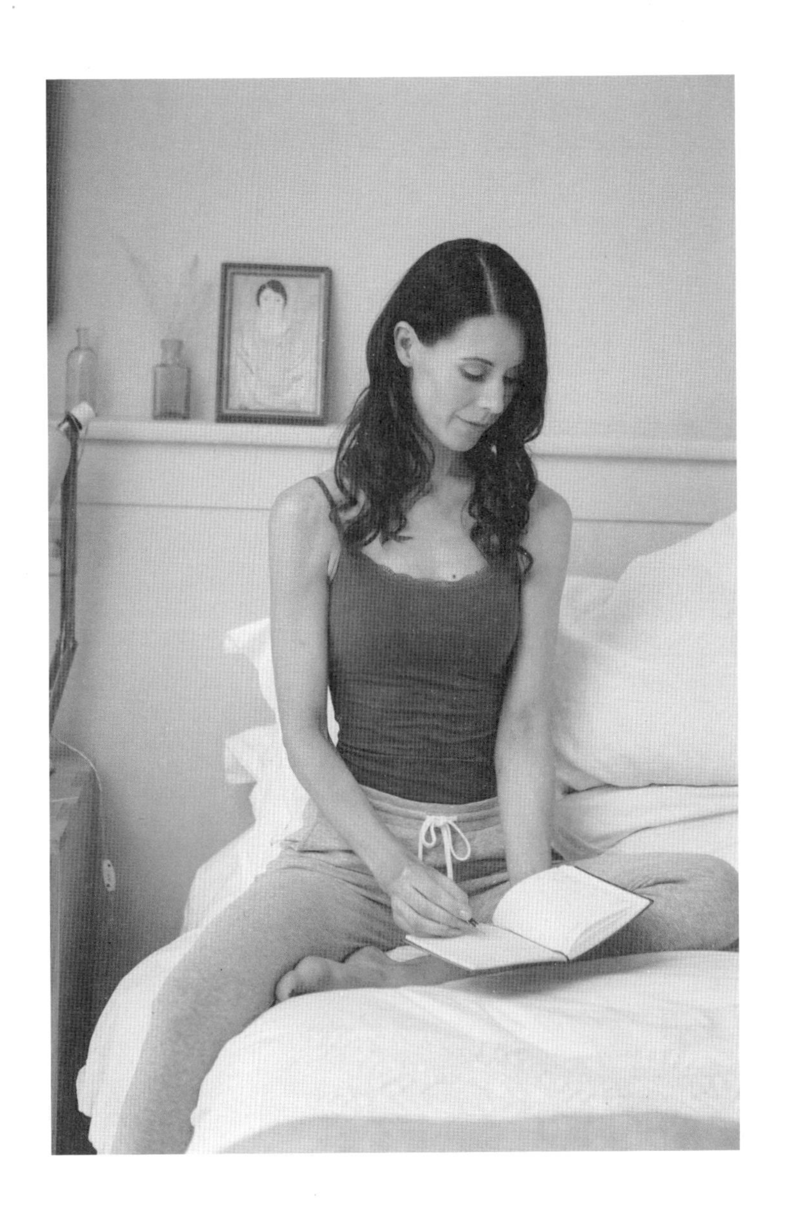

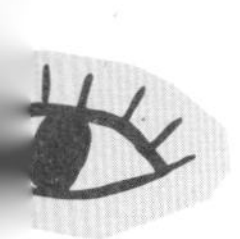
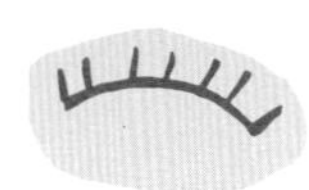
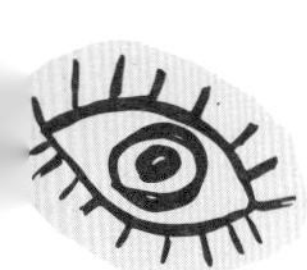

你对自己的关心不够，或是在为自己付出时会因为觉得自己自私而产生愧疚感。

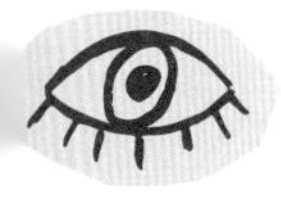

我想要告诉你的是，你一定要好好照顾自己。这并不是一件自私的事情，你无须为此感到愧疚。如果你喜欢照顾他人，这很好，但现在你需要学会把自己放在首位。你从内到外都值得被更好地对待。关爱自己是关乎自身健康、寿命和幸福的大事。

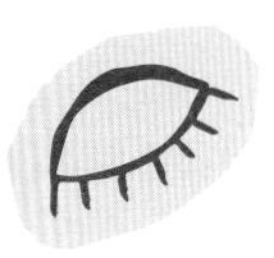

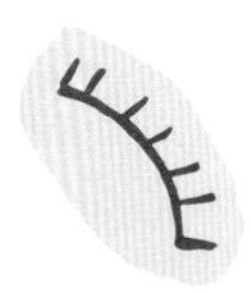

深呼吸

如果我只能向你推荐一个保健技巧，那一定是正确呼吸。注意，“正确”是关键。我们时时刻刻都需要呼吸，但很多人的呼吸又快又浅，而这会让他们产生紧张感。

有研究表明，正确呼吸有利于身心健康，且会对面容产生积极的影响。正确呼吸还有助于你学习享受当下，减轻你的压力，改善你的健康。有研究表明，规律地深呼吸益处多多，具体如下。

1 提高精力水平。
2 改善情绪。
3 放松身心。
4 缓解焦虑和抑郁。
5 缓解疼痛和肌肉紧张。
6 提高专注力。
7 强化心脏。
8 缓解与压力有关的疾病的病情。
9 淡化因压力引起的皱纹。
10 减轻炎症。

如何正确呼吸?

将一只手放在胸口、另一只手放在腹部，从这一刻起观察自己的呼吸。哪个部位起伏更大呢？如果是胸部，说明你的呼吸可能过浅、过快。你还可能发现你大部分时间在通过嘴巴进行呼吸。

现在，轻闭嘴唇，通过鼻子深深地吸一口气，然后通过鼻子缓慢地呼气。持续练习，直到呼吸接近你的极限。接下来，每次吸气时腹部隆起，呼气时腹部回缩。你将感受到吸气时腹腔和胸腔充分向外扩展，呼气时腹部重新变平坦、胸腔放松。

畅想未来

在脑海中想象一个特定的情境，如身临其境般想象现场的每一丝光线、每一个响动、每一缕气味，这种想象就是可视化冥想。进行可视化冥想有助于放松身心，增强自身的成就感，提高专注力和积极性，还可以缓解焦虑和恐惧情绪。

如何进行可视化冥想呢？其实非常简单。

想象你的床。想象它的颜色、材质、床单的质感。仔细回忆自己枕在枕头上、陷入床垫中的感受。想象被子盖在身上的感觉、床品的香味和房间的温暖。你是否感觉身在其中？如果是，那你就是在进行可视化冥想。

进行可视化冥想，改善皮肤

进行可视化冥想可以帮助你拥有更好的皮肤。每周至少冥想一次，花时间坐着或躺下来，然后想象自己正拥有梦寐以求的皮肤。在想象中，你的皮肤是光滑、紧致和有光泽的，你的双眸是亮晶晶的。你看到了皮肤光彩照人、红润而有活力的你。你看到自己一直想改善的部位变成了期望中的样子。如果你发现以文字、图画或

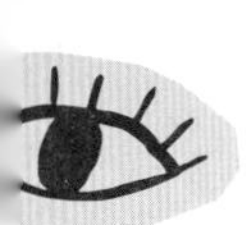

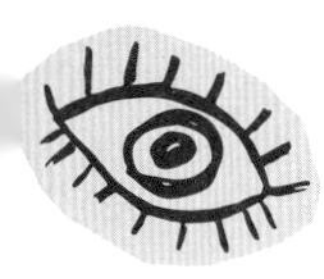

对镜自照进行冥想更有帮助，那就照着做吧。

当然，有时在冥想的过程中你会产生负面情绪。你可能听到脑海中的一个声音在说你所想之事都是不现实的，它永远不可能实现；你可能很难想象自己的面容与现在看起来完全不同；你甚至会告诉自己你的目标不切实际，你注定会失败。别担心，在自己能接受的、舒适的范围内进行可视化冥想，去体会当你拥有期望中的皮肤时的所感所想即可。努力让你的所感所想更强烈、更真实。记住，丹妮尔·柯林斯面部瑜伽的真谛就是感受美好。尽情想象吧。

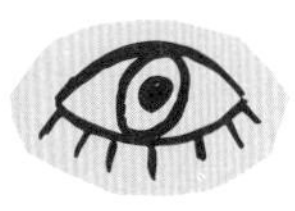

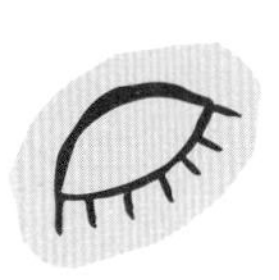

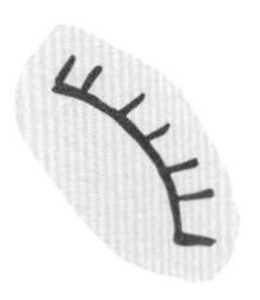

良好的体态

不良姿势与颈部疼痛、背痛、头痛、睡眠障碍等诸多问题有关，而这些问题都会影响面部皮肤的健康和美观。手机颈是21世纪出现的一个新问题，它正是人们越来越频繁地使用手机和电脑造成的。与之同时出现的还有颈部细纹增多、皮肤松弛、下颌肌肉紧张，以及血液流动不畅。

如何改善体态?

1 玩手机时将手机置于面前，不要一直低着头。
2 尽量不手持手机打电话。
3 坐着使用电脑时，眼睛与电脑屏幕中央保持水平，双腿屈曲90°，后背挺直。
4 通过日常运动提高核心力量，激活下腹部肌肉，从而保护下背部。
5 每天拉伸颈部、背部、肩部和髋部，从而缓解肌肉的紧张感。

睡眠充足

保证睡眠质量是拥有健康、美丽的面容的重要前提。每晚睡足 7 ~ 9 小时有助于皮肤保持最佳状态。睡眠质量不佳带来的明显变化包括出现黑眼圈、皮肤变得又薄又干又松弛。此外，睡眠不佳还会导致面部皮肤暗沉，产生皱纹。

睡眠充足有益于皮肤健康的十大原因

1. 胶原蛋白在夜间合成。
2. 细胞更新发生在夜间。
3. 睡觉时血液更多地流向皮肤。
4. 睡觉能促进护肤产品发挥功效。
5. 睡觉时面部表情更放松。
6. 睡眠充足有助于降低压力水平。
7. 皮肤在夜间排毒。
8. 睡眠充足有助于降低皮肤的炎症水平。
9. 睡觉有助于清除自由基。
10. 睡觉时皮肤死去的细胞会自然脱落。

如何改善夜间睡眠质量?

在睡觉前两小时关闭所有的电子设备可以避免你在入睡前和入睡后思维过度活跃。电脑、电视、手机发出的蓝光会干扰人体的生物钟，不仅让你更难入睡，还会影响睡眠质量。

在枕头上滴 2 ~ 3 滴薰衣草精油也是放松身心、催生睡意的好方法。

保持睡觉时间和起床时间规律有助于调节人体的生物钟。人体通常在晚上 9 点左右开始分泌与睡眠有关的激素（褪黑素），所以最好在晚上 9 点左右准备睡觉或至少开始平静下来。

保证卧室环境舒适有助于营造放松的氛围。有研究表明，理想的卧室温度为 15 ~ 19℃。

睡前避免摄入酒精、咖啡因和糖也对改善睡眠质量有帮助。许多人认为酒精有利于入睡，但事实上，酒精会影响睡眠质量，让身体难以照常进行夜间的更新和修复。

不要饿着肚子睡觉。最好在睡前几小时吃点儿东西，这样你的血糖水平不至于在凌晨降得太低，使你早早醒来。同样，不要在饱餐一顿后睡觉，因为此时身体仍忙于消化食物，没办法完成夜间的更新和修复。

有研究表明，洗热水澡有助于改善睡眠质量。洗完热水澡后，体温下降，心情平静，能更好地为入睡做准备。要知道，我们体内的生物钟也与温度有关。

有些时候，我们可能无法获得充足的睡眠。我在孩子出生后的第一年里就是如此。我不得不在半夜起来喂奶，还常常需要早起。我清楚地知道，这一切我无法改变，只能等孩子长大。那时，面部瑜伽给了我很大的帮助。我会在半夜醒来后进行穴位按摩和深呼吸，来帮助自己再次入睡，我还通过练习面部瑜伽来改善因为我睡眠不足而受损的面部皮肤。

传统瑜伽

初学者可以试试传统瑜伽，将它与面部瑜伽搭配在一起练习不仅对面容有直接的益处，还可以改善身心健康（这对面容间接有益）。

在开始练习前，你一定要学会倾听自己的身体，不做任何会导致身体疼痛或不适的行为。如果你有特殊的身体状况，请在练习前向医生咨询。接下来即将介绍的只是一些传统瑜伽的体式，并不是详细的练习动作。你如果希望完整地学习传统瑜伽，可以联系有丰富经验和教学资质的瑜伽老师。

我认为瑜伽可以“将所有紧张情绪一扫而空”，这是因为每次练习后，我都感觉自己精神饱满、身心放松。每次练习，我都能感受到真实的自我。无论你是传统瑜伽的初学者还是资深的练习者，我都祝愿你能从中获得平静和满足。

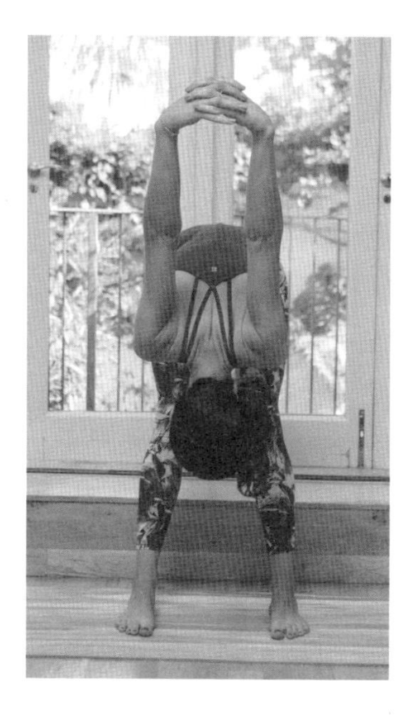

关键提示：练习时微微屈曲膝盖。最开始不要挑战自己的极限，完成度只需达到自己能力的 80% 即可，避免背部拉伤。

前屈式

前屈式是放松身心的经典瑜伽体式。多项研究都证明做瑜伽有助于缓解压力和焦虑，提高身体的灵活度。

对面部的益处

前屈式可以更好地促进新鲜血液、氧气和养分流向面部，滋养皮肤、提亮肤色。它还有助于释放面部和颈部肌肉的张力。

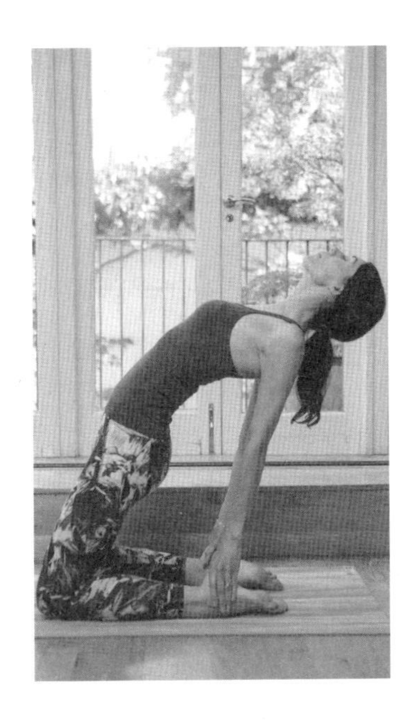

关键提示：练习后弯式前必须充分热身，练习时确保肩膀远离耳朵。

后弯式

后弯式可以激活自身能量。你是不是有长时间玩手机、用电脑和窝在沙发上的习惯？不要紧，后弯式能重塑你的体态。后弯式的妙处在于，它可以让胸部和肺部得到充分舒展，促进深层次的腹式呼吸。

对面部的益处

后弯式可以很好地塑造和提拉颈部前侧和下颌的肌肉。它还可以释放肩部和颈部肌肉的张力，从而淡化下面部的细纹，提拉松弛的皮肤。

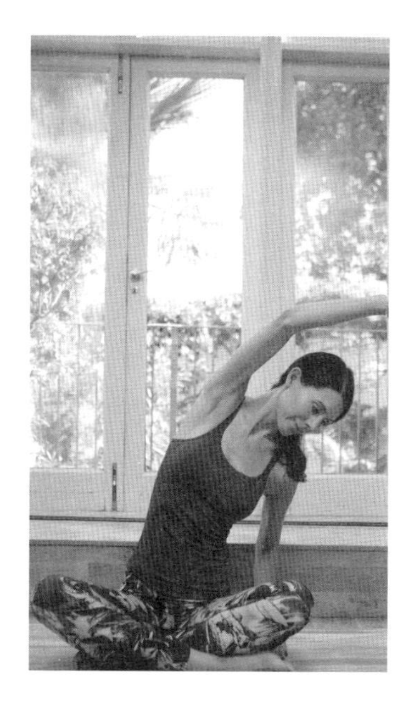

关键提示：我们通常身体一侧更有力、更灵活，所以我建议你对着全身镜练习，确保两侧发力均匀，让不协调的身体获得平衡。

侧展式

我喜欢将侧展式称为“腾空间”。它让我感觉更轻松、更顺畅。练习结束后，你会感觉自己拥有更多活动、思考和呼吸的空间。有研究表明，做瑜伽有助于提升整体的生活质量，减少皮质醇这一主要应激激素的分泌。

对面部的益处

侧展式可以激活面部和颈部两侧，产生提拉皮肤的效果。它还有助于改善体态，释放头颈部肌肉的张力。

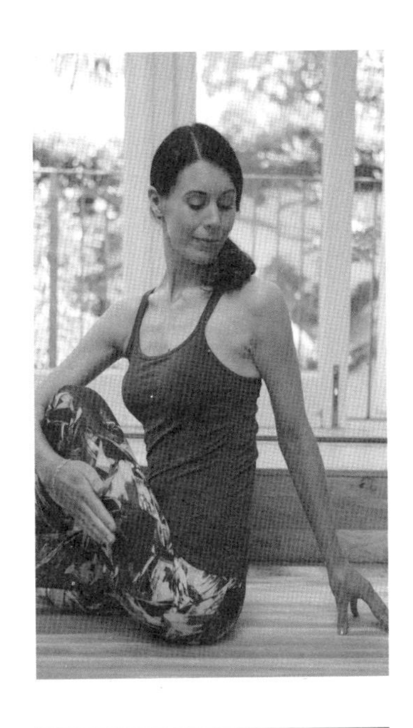

关键提示：练习时容易耸肩，使其向上靠近耳朵，因此你一定要注意放松肩膀，拉长颈部。

扭转式

虽然我不喜欢“排毒”这个词，但扭转式确实是一个“排毒体式”，因为它能温和地促进人体排毒。扭转式有助于促进血液循环、强化淋巴系统，提高身体清除毒素的效率。有研究表明，扭转式可以调节交感神经系统，而交感神经系统与个体情绪的紧张和放松有关。

对面部的益处

扭转式对释放肩颈肌肉的张力十分有效，因而可以缓解面部肌肉的紧张感。它还可以激活面部两侧的肌肉，产生提拉皮肤的效果。

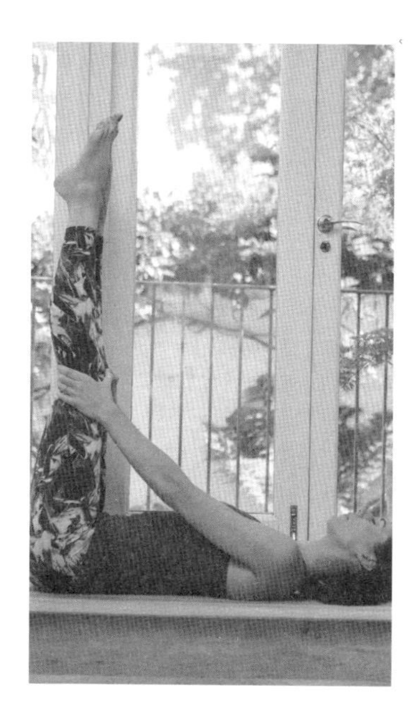

关键提示：处于月经期、孕期或有特殊身体状况的人应尽量避免练习倒立式。

倒立式

倒立式能促进血液循环，让血液更好地流动。有研究表明，倒立式可以缓解疼痛，对缓解抑郁等情绪问题起积极作用。

对面部的益处

倒立式可以很好地促进新鲜血液、氧气和养分流向面部，促进排毒，提亮肤色——效果立竿见影。倒立式还有益于淋巴系统，能够减轻面部浮肿和黑眼圈。

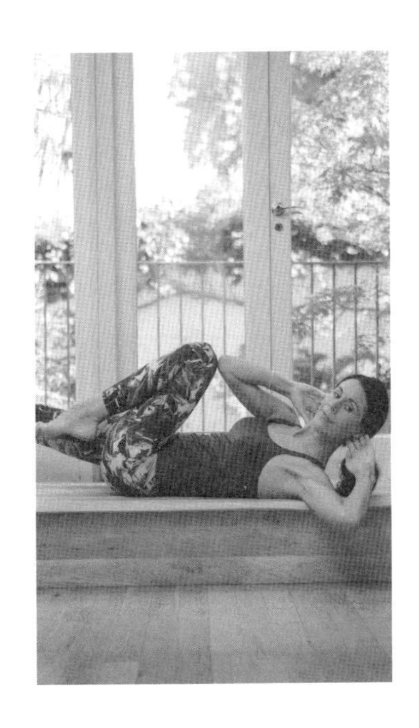

关键提示：进行核心训练时向内、向上收紧下腹部，就和你套一条紧身牛仔裤时所做的一样。

核心训练

核心训练是增强力量的练习。强大的核心可以为全身提供支撑。有研究表明，做瑜伽有助于增强核心力量，提高身体整体的耐力水平。

对面部的益处

进行规律的核心训练可以改善背部和肩颈的健康状态，从而改善体态，缓解疼痛和肌肉紧张，继而减轻下颌、颈部和嘴部的紧张感。在进行核心训练时，放松下颌，不要皱眉或挤出抬头纹。

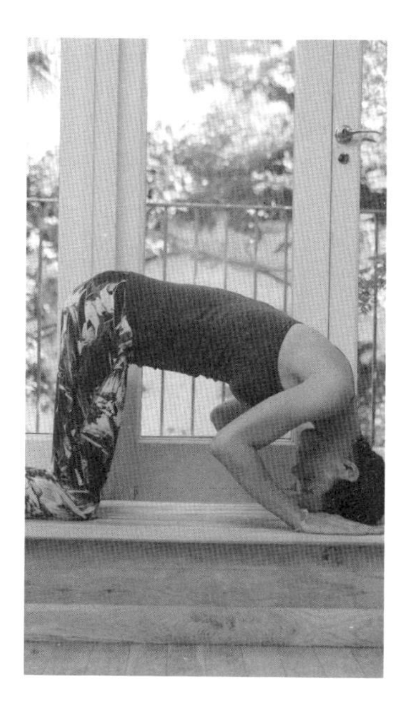

关键提示：在保持姿势的同时大大睁开双眼，但不要挑眉，从而锻炼眼部肌肉。保持面部其他肌肉放松，防止肌肉紧张、产生细纹。

平衡式

平衡式是与“中心”有关的体式，不仅因为身体平衡来自身体的“中心”（也就是核心），还因为这些体式让人们更专注、更关注内心。有研究表明，平衡式有利于保持正念，对身体、心理和面部都有诸多好处。

对面部的益处

平衡式要求将精神集中在一点，同时完全放松面部肌肉。将注意力集中于面部、放松面部肌肉是预防表情纹的关键。

写在最后

我希望这本书能够激励你去练习面部瑜伽，帮助你变成更好的自己。我分享的所有内容都源于自己多年的经历，以及内心持久的热爱。如果你能把这些动作和方法融入生活，我相信你一定能由内而外焕发光彩。

最后的最后，我希望你记住：你练习面部瑜伽，是因为你为自己走过的岁月而骄傲——是你，付出了努力并取得了成果；你练习面部瑜伽，是因为每一天你都在努力更爱自己一点儿，希望自己获得与年龄相匹配的容貌和心境；你练习面部瑜伽，是为了掌握一套了不起的方法，去帮助自己获得容光焕发的面容、健康的身体和乐观的心态；你练习面部瑜伽，是因为它能滋养你的心灵。

祝你的生活充满爱和阳光！